实用康复护理学

李 倩 周 杰 卢德练◎著

吉林大学出版社

·长春·

图书在版编目（ＣＩＰ）数据

实用康复护理学 / 李倩, 周杰, 卢德练著 . -- 长春：
吉林大学出版社, 2024. 10. -- ISBN 978-7-5768-3985
-2

Ⅰ. R47

中国国家版本馆 CIP 数据核字第 2024YJ7946 号

书　　名　实用康复护理学

作　　者　李　倩　周　杰　卢德练　著
策划编辑　殷丽爽
责任编辑　李欣欣
责任校对　曲　楠
装帧设计　守正文化
出版发行　吉林大学出版社
社　　址　长春市人民大街 4059 号
邮政编码　130021
发行电话　0431-89580036/58
网　　址　http://www.jlup.com.cn
电子邮箱　jldxcbs@sina.com
印　　刷　天津和萱印刷有限公司
开　　本　787mm×1092mm　1/16
印　　张　14
字　　数　230 千字
版　　次　2025 年 3 月　第 1 版
印　　次　2025 年 3 月　第 1 次
书　　号　ISBN 978-7-5768-3985-2
定　　价　72.00 元

前　言

随着"预防 – 医疗 – 康复"三位一体大卫生观的提出，康复医学近十年发展迅猛，而康复护理作为康复医学的重要组成部分，发挥着不可替代的作用。护理人员是康复工作的主要成员之一，需要 24 h 连续不断地为患者提供护理服务，人们越来越深刻地认识到临床护理中早期的康复介入是实现残疾预防和及早康复的主要措施。然而，虽然我国的康复护理工作已经在不同领域开展，但康复护理学起步较晚，教育体系不完善，使得临床护理人员短缺、专业化水平不高，很多医院相关科室还未真正开展康复护理活动，且对于康复护理专科护士的岗位职责定位也不够明确，如何培养出满足临床需求的康复护理专科护士，需要不断探索、设计和建设。

为全面贯彻、落实国家卫健委深化医药卫生体制改革的任务，加强康复护理人才队伍的培养，我们组织了《实用康复护理学》的编写，在编写过程中，我们紧紧围绕"理论知识与临床实际相结合"的主体理念与编写思路，在整体框架上，坚持中医护理和西医护理并重，在西医护理中体现中医护理特色；在内容设计上，涵盖了康复科的规章制度、康复科护理优势病种及效果评价表、康复科常见疾病及护理、康复科应急预案及流程、康复科常见中医护理操作及评分表、康复科常见西医操作技术及评分表、康复科常见药物、康复科护士岗位职责。希望本书能为广大护理工作者提供帮助，一方面使新入职护士能尽快熟悉康复护理的工作内容和专业技能，帮助其尽快成长为合格的康复护理人员；另一方面，使已工作的护理人员能系统、连续地学习康复护理前沿知识，不断加强继续教育。

本书在编写的过程中，参阅了国内外学者的著作、学术论文和其他出版社编写的教材，在此向相关作者和单位表示衷心的感谢。由于编者的学识水平和编写经验有限，难免有疏漏和不足之处，恳请广大读者在使用中多提宝贵意见，以便再版时进一步修订完善。

李倩

2024 年 4 月

目 录

第一章 绪 论

一、康复护理的前景展望

随着康复医学的不断发展，为了适应康复治疗的需要，康复护理作为一门专科护理技术从基础护理中逐渐发展起来，成为康复医学不可分割的一部分，并已逐渐获得国内专业人士的认识和肯定。

康复护理是通过应用专业的护理技术手段和社会化服务，对患有各类疾病、身体残疾和失能的人进行康复治疗和护理，对患者进行残余功能训练，努力挖掘患者心理上、身体上的自理能力，为他们回归家庭、回归社会做准备。

随着人口老龄化加剧和生活方式的改变，人们的健康意识不断提高，对健康服务的需求不断增加，这使得人们对康复护理的需求越来越大，故其具有广阔的发展前景。以下从行业市场、政策环境和发展趋势等方面进行分析。

（一）市场需求增长快速

（1）人口老龄化是康复护理行业快速发展的重要原因。随着我国人口老龄化程度不断加剧，老年人口的数量在逐年增加，因此，康复护理的需求大大上升。

（2）心理健康意识提高。随着人们生活水平的不断提高，心理健康意识逐渐加强，导致康复护理行业市场需求也逐年上升。

（3）慢性病和职业病大量出现。随着工业化和城市化进程的不断加速，慢性病和职业病的发病率逐年上升，康复护理行业的市场需求也随之上升。

（4）康复护理服务接受程度提高。随着社会经济的发展和人民收入水平的提高，康复护理行业服务的接受程度也在逐年提高。

以上因素都导致康复护理行业市场需求快速增长。

（二）政策环境稳定

（1）国家对康复护理行业给予了充分肯定和支持，推进了经济发展和健康事业的繁荣。

（2）康复护理行业援藏取得了长足的发展，并逐渐在国际上得到了认可。

（3）政府引导和支持社会资本投资康复护理机构，为其发展提供了资金和政策支持。

以上可见，政策环境对康复护理行业的发展是有利的。

（三）发展趋势多样

（1）康复护理行业将逐渐向着个性化方向发展。未来，康复护理行业将越来越重视患者的个性化需求，以患者的全方位需求作为服务的中心点。

（2）康复护理行业技术将不断创新。未来，康复护理行业将会不断融入高端科技，以改善患者的康复治疗效果。

（3）社区康复护理服务将是发展趋势之一。未来，康复护理行业将会在社区内建立康复护理服务中心，提供更多更便捷的护理服务。

总之，康复护理行业市场需求大，政策环境稳定，且未来有着多种发展趋势，因此，康复护理行业拥有广阔的发展前景。

随着社会的不断进步和教育水平的不断提高，公众对康复护理的认识不断增加。人们更加意识到康复护理的重要性，这将促使政府和社会各界提供更多资源来支持康复护理的发展，并制定更完善的政策和法规。个性化护理方案、技术的应用、跨学科的合作、社区护理以及公众对康复护理的认识和重视度的提高，将推动康复护理向更加专业、细致、智能化和社区化的方向发展。

二、康复护理学现状

康复护理学起源于二战后的美国，当时主要是针对脊髓损伤患者的康复。随着时间的推移，其应用范围逐渐扩大到各种疾病和损伤，包括神经系统疾病、肌肉骨骼疾病、心血管疾病等。20世纪70年代，康复护理学开始在欧洲和亚洲等地得到发展，并逐步形成了各自的特点和体系。近年来，随着医疗技术的不断进步，康复护理学也得到了快速发展，逐渐成为医疗体系中不可或缺的一部分。

康复护理学强调在疾病或损伤的急性期、慢性期或恢复期，通过一系列的评估、干预和照护措施，帮助患者最大限度地恢复功能，提高生活质量。其核心是促进"功能恢复"，同时关注"生活质量"的提高。

目前，康复护理学的研究主要集中在康复护理技术、康复护理管理、康复护理教育与培训及康复护理服务模式等方面。尽管在许多领域已经取得了显著的成果，但仍存在一些问题亟待解决。首先，康复护理学的研究方法仍需进一步完善和优化，以提高研究的可靠性和有效性。其次，针对不同疾病和损伤的康复护理措施仍需进一步探索和研究，以更好地满足患者的需求。最后，康复护理学的人才培养和职业发展仍需加强，以提高专业水平和素质。

三、康复护理的机遇和挑战

随着经济社会的快速发展和人口老龄化的加剧，我国已经进入老龄化社会。在我国"未富先老""未备先老"的情况下，失能、失智以及患病老年人的医疗康复和护理照料问题十分严峻。随着卫生事业快速发展和医药卫生体制改革的不断深化，康复护理服务将大有可为并发挥着不可替代的作用。在发展的过程中，康复护理面临着如下机遇与挑战。

（一）机 遇

1. 国家政策支持

近年来，政府对于康复护理的关注度不断提高，不断出台相关政策以支持和鼓励康复护理的发展。2016 年，人力资源社会保障部发布《关于新增部分医疗康复项目纳入基本医疗保障支付范围的通知》，将康复部分项目纳入医保范围内，享受国家报销制度。2017 年，国家卫生计生委发布《康复医疗中心、护理中心基本标准和管理规范》，鼓励社会力量参与建设康复医疗机构、护理机构，将康复医疗服务、临床护理服务向基层拓展。2021 年，中华人民共和国国家卫生健康委员会发布《全国护理事业发展规划（2021—2025 年）》，提出将有效增加老年、妇儿、康复、中医等领域护理服务供给，把提高护理服务质量和水平作为核心任务。2022 年，国务院办公厅发布《"十四五"国民健康规划的通知》，提出要不断提升老年医疗、康复护理、医养结合服务水平，不断满足人民群众日益增长的健康需求。

2.社会需求大

随着我国社会由生存型向发展型转变，人民群众对健康和生命质量的关注程度越来越高，康复护理服务已经成为人民群众的刚性需求，集中体现在以下三方面。

（1）失能失智的老年群体不断扩大。受人口老龄化加速的影响，老年人康复需求将成为国内康复行业的主要驱动力之一。截至2023年底，我国60岁以上老人已经超过了2.9亿，其中失能失智人数约500万，导致日常专业康复的需求量不断扩大，对康复护理的要求也越来越高。

（2）残疾群体需求未得到满足。截至2023年，全国残疾总人数达8591.4万人，然而，目前我国得到基本康复服务的残疾人数量占比较少，有相当一部分残疾人的康复服务需求未得到满足。

（3）慢性病患者群体庞大。目前，我国有3亿慢性病患者，慢性病的患病率高达23%，而且，随着时间的推移，发病人群逐渐年轻化。

（二）挑　战

1.康复护理人才短缺

随着康复理念逐渐受到重视，大部分的综合医院均设置了相应的康复医学科，并开展了人才培训，但接受培训的对象以康复医师和康复治疗师为主，对康复护理人员的重视不足，尚未形成系统化、专业化的康复护理人才培养机制，并且大多数的康复护士都是由临床护士转岗而来，缺乏康复护理意识，对康复护理的理论知识和技能掌握不够，这在一定的程度上阻碍了康复护理的发展。

2.康复护理教育滞后

目前，我国开办康复护理专业的院校较少，大多数院校只把康复护理学作为选修课，作为以培养临床护理人员为主的医学教育，仍缺乏康复护理课程设置和培养计划。同时，康复护理教材缺乏统一标准，院校使用的教材以自编为主，康复护理技术操作规范尚不完善，影响护理院校学生及临床护士的康复护理技能的学习和提升。另一方面，我国大部分的康复护理学教师并非康复护理专业，缺乏临床康复护理的经验，无法保证康复护理学的教学质量。

综上所述，康复护理在未来发展中既面临机遇，又面临挑战。行业内人士需要不断努力，提高专业水平，推动行业的规范化、标准化和专业化，更好地满足人民群众日益增长的康复护理需求。

第二章　规章制度

本章主要讲述康复科相关的规章制度，从十八个方面来进行叙述，分别是康复科护理管理组织构架、康复科院内感染管理制度及相关院感知识、康复科治疗室冰箱管理制度、康复科血糖监测管理制度、康复科胰岛素使用管理制度、康复科护理文件书写规范、康复科陪护管理制度、康复科交接班流程规范、康复科医疗/办公设备时间校正管理制度、康复科跌倒/坠床防范管理制度、康复科压力性损伤（压疮）管理制度、康复科患者自备药和自理药品管理规定、康复科住院患者佩戴腕带标识的管理制度、康复科住院患者查对制度、康复科住院患者分级护理制度、康复科住院患者不良事件报告制度、康复科住院患者危重患者抢救工作制度、康复科住院患者"危急值"报告制度。

第一节　康复科护理管理组织构架

康复科护理管理组织构架如图 2-1 所示。

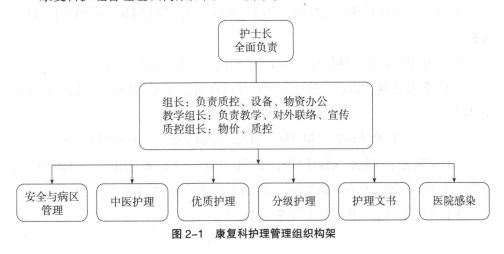

图 2-1　康复科护理管理组织构架

第二节　康复科院内感染管理制度及相关院感知识

一、院感管理制度

（1）人人都要遵循手卫生要求，科室感控护士为手卫生总负责人，负责督促各护理人员做好手卫生，使科室手卫生正确率及依从性≥95%。

（2）各种医疗废物须分类处理：损伤性废物丢入锐器盒；所有物品外包装同生活垃圾入黑色垃圾袋；使用后完整无破裂的玻璃药瓶同可回收垃圾入黑色垃圾袋。

（3）接触耐药菌感染患者的各种垃圾，应装入双层黄色垃圾袋再行其他处理；供应室回收物品清洁后再回收；换下的床单被套等放入双层橙色垃圾袋扎带封口待回收。

（4）病床窗帘、隔帘清洗要求常规每季度一次，有明显污染应及时清洗，特殊感染患者出院、转科、死亡后立即清洗。

（5）操作时治疗车必须备好锐器盒、黄/黑两色垃圾袋等，医疗废物、压脉带、软袋等分类处理，锐器必须及时处理。使用后的治疗车须先到处置室清洁后才能进入治疗室。

（6）各种医疗废物出科室时必须进行交接，并由早班护士和回收人员严格签字确认。

（7）棉签开包后须标记日期、时间，开启后有效期为 4 h，须做好对开口的保护。

（8）小碘伏和小酒精须有开启日期、时间，开启后有效期为 7 d。

（9）各种溶媒（肌注、静脉）须有开启日期、时间、用途，开启后有效期为 24 h。

（10）肝素封管液须有配制日期、时间，配制后签名，有效期为 2 h。

（11）胰岛素开瓶必须标注日期、时间、用法等，患者专用的还需标明床号、姓名，皮下注射胰岛素有效期 28 d，静脉用胰岛素有效期 24 h。

（12）非本科室工作人员不得进入治疗室。

二、院感知识

（1）医院感染指住院患者在医院内发生的感染，包括在住院期间发生的感染和在医院内获得出院后发生的感染，但不包括入院前已开始或入院时已处于潜伏期的感染；医院工作人员在医院内发生的感染也属于医院感染；无明确潜伏期的，一般指入院48 h后发生的感染。

（2）洗手的五个时机（两前三后）：接触患者前；进行清洁或无菌操作前；接触患者后；接触患者体液、排泄物、分泌物后；直接接触患者周围环境后。

（3）医院感染暴发：医疗机构或其他科室的患者中，短时间内发生3例以上同种同源感染病例的现象，必须12 h内向所在的地县级卫生行政部门及疾病预防控制机构报告。

（4）导尿管相关尿路感染的预防措施。

①严格掌握留置导尿指征，选择合适大小、材质的导尿管，每日评估留置导尿的必要性，尽早拔除尿管，避免不必要的留置导尿。

②严格遵循无菌操作原则和手卫生规范。

③保持尿液引流系统的密闭性，不应按照常规进行膀胱冲洗。

④做好导尿管的日常维护，防止滑脱，保持尿道口及会阴部清洁。

⑤保持集尿袋低于膀胱水平，避免接触地面，活动或者搬运时夹闭引流管，防止逆行感染。

⑥长期留置导尿管宜定期更换尿管及尿袋。

⑦对于长期留置导尿管的患者，拔除尿管时应当训练其膀胱功能。

⑧出现尿路感染时，应当及时更换导尿管，送尿培养，采集尿标本做微生物检测时应在导尿管侧面以无菌操作方法针刺抽取尿液，其他目的采集尿标本时应从集尿袋开口采集。

（5）锐器伤的处理流程。

①局部处理：一挤（由近心端向远心端、四周向中央挤压），二冲洗（肥皂液和流动水冲洗受伤部位至少5 min），三消毒（用75%酒精或0.5%碘伏），四包扎（伤口包扎）。

②追踪暴露源。

③上报科主任/护士长、院感科，填写表格。

④根据评价结果，实施预防性用药及追踪检测。

（6）多重耐药 MDR 预防与控制。

①定义：对临床使用的三类或三类以上抗菌药物同时呈现耐药性。

②分类：耐甲氧西林金黄色葡萄球菌（MRSA）；耐万古霉素肠球菌（VRE）（粪肠球菌、屎肠球菌）；耐碳青霉烯类肠杆菌科细菌（CRE）（肺克、大肠杆菌）；耐碳青霉烯鲍曼不动杆菌（CRAB）；耐碳青霉烯铜绿假单胞菌（CRPA）。

③预防措施。

第一，尽量选择单间隔离，也可以将同类患者安置在同一房间；没有条件实施单间隔离时，应当进行床旁隔离，床间距大于 1 m。

第二，不宜将多耐患者与留置各种管道、有开放伤口或者免疫功能低下的患者安置在同一房间；微生物检验报告单，应有提示"多重耐药，请隔离"。

第三，医生下达接触隔离长期医嘱，床头挂隔离标识，执行接触隔离措施。

第四，床边配备速干手消毒剂，床边设专用感染性医疗废物桶，感染性医疗废物用双层黄色垃圾袋收集；患者用后的被服应用双层橙色垃圾袋封装后交洗衣房处理。

第五，按照先非多耐患者，再多耐患者的顺序进行诊疗和护理。

第六，加强手卫生，与患者直接接触的相关医疗器械、器具及物品如听诊器、血压计、体温表、输液架等要专人专用，并及时消毒处理；轮椅、担架、床旁心电图机等不能专人专用的医疗器械、器具及物品要在每次使用后擦拭消毒。

第七，加强对医务人员和患者频繁接触的物品表面、环境表面和地面的清洁消毒，每日 2～3 次，遇有明显污染随时进行清洁消毒。

第八，接触多耐感染患者的伤口、血液、体液、排泄物时，应当戴手套，必要时穿隔离衣。

第九，限制探视，加强对陪护人员和探视人员接触隔离相关知识的指导，进行手卫生培训，必要时让其戴口罩。

第十，合理使用抗菌药物。

第十一，转科之前，应当通知转入科室，让其采取相应隔离措施；患者转科、出院后，床单位应进行终末处理。

第十二，临床痊愈或连续 2 次微生物标本培养结果为阴性即可解除隔离。

（7）标准预防：手卫生（手卫生时刻、洗手的方法及注意事项），根据预期可能的暴露选用手套、隔离衣、口罩、帽子、护目镜或防护面罩等，穿戴合适的防护用品处理患者环境中的污染物及医疗器械。

（8）接触隔离：接触患者的血液、体液、分泌物、排泄物时应戴手套，手上有伤口应戴双层手套；从事可能污染工作服的操作时应穿隔离衣；接触甲类传染病患者时要穿防护服。

（9）医疗废物分类：包括感染性废物、损伤性废物、病理性废物、药物性废物、化学性废物。

（10）医疗废物如何管理。

①医疗废物必须严格分类收集；少量的药物性废物可放入感染性废物袋内，但应在标签上注明。

②损伤性废物必须放入防刺利器盒中。

③盛装的医疗废物达到包装物或者容器的 3/4 时，应当使用有效的封口方式，使包装物或者容器的封口紧实、严密。

④隔离的（疑似）传染病患者或隔离的传染病感染患者产生的医疗废物应使用双层黄色医疗废物袋包装，及时密封并标明感染性疾病名称。

⑤科室应对医疗废物交接进行登记，包括科室名称、种类、数量、产生日期、交接人员签字。

⑥医疗废物暂时贮存的时间不得超过 2 d（48 h）。

三、消毒隔离制度

（1）护理人员上班时须按规定穿、戴工作衣，着装整洁，进行操作时应戴口罩。在进行各项护理、治疗前后均要洗手，必要时用消毒液泡手或擦手。

（2）无菌技术操作时应严格遵守无菌技术操作规程。

（3）治疗室、换药室、注射室，每日用紫外线照射一次，每次 1 h，并有记录。

（4）换药室、治疗室应严格划分无菌区、清洁区和污染区。换药器具用后须用消毒液浸泡 30 min 后再清洗、消毒处理。

（5）发药车、药盘每日清洁擦拭一次，一次性药杯应按时回收处理。

（6）无菌物品的放置须按消毒日期的先后以及左进右出原则存放。

（7）体温计用后集中浸泡于含氯消毒液 30 min，用清水冲洗后再晾干备用，消毒液每周更换 2 次，含氯消毒液每日更换。

（8）含氯消毒剂应现配现用，配制后使用时间不应超过 24 h，加盖保存。

第三节　康复科治疗室冰箱管理制度

（1）冰箱放置于治疗室。

（2）对冰箱进行定期检查、定期清洁、定期维护，确保冰箱处于良好的工作状态。

（3）物品放置要求：根据物品种类与性质（如针剂、内服药、外用药等）分类存放。

（4）治疗室内冰箱严禁放置私人物品以及食物。

（5）冰箱的用途：冷藏室（2～8℃）用于存放生物制剂及其他需要低温保存的物品；冷冻室（–10℃）用于存放降温用物品。患者使用后的降温物品须取下外包装后方可放入冰箱内。

（6）冰箱内放置冰箱专用温度计，护士每日至少监测温度 1 次并记录。

第四节　康复科血糖监测管理制度

（1）各病区按需申购便携式血糖仪，定好数量。

（2）专人负责便携式血糖仪管理，每日做仪器质控监测并做好记录，高值结果和低值结果应同时在正常值范围内方可使用，高于高值及低于低值应有应急处理预案。

（3）做到班班交接，保持完好，正常使用；接班后如发生丢失或破损由接班者负责。

（4）按医院或国家相关要求，每半年统一交由检验科比对。

（5）按感控管理要求，每班擦拭一次。

（6）使用过程中，如出现其他问题，及时联系维保科或厂家。

第五节　康复科胰岛素使用管理制度

（1）胰岛素使用符合医疗机构医院感染管理基本要求、《中国糖尿病药物注射技术指南》（2016 年版）及胰岛素（包括瓶装胰岛素、胰岛素笔芯和胰岛素预充注射笔）说明书要求。

（2）住院期间原则上使用医生开具医嘱的胰岛素。

（3）各种胰岛素开启前、后均应依照药品说明书进行存放、使用，具体如表 2-1 所示。

表 2-1　各种胰岛素的存放与使用

分类	常用药物	用法	保存方法
短效胰岛素	普通胰岛素等	皮下注射 静脉滴注	未开封的普通胰岛素应放在冰箱冷藏室（2～8℃），忌冷冻，在有效期内保存。 开瓶后静脉滴注用在 24 h 内有效，可在室温（＜25℃）保存，避免光照和受热。 开瓶后专人皮下注射用在 28 d 内有效，可在室温（＜25℃）保存，避免光照和受热
超短效胰岛素	门冬胰岛素注射液（诺和锐）、赖脯胰岛素注射液（优泌乐）等	皮下注射	未开封的胰岛素和胰岛素笔芯，应放在冰箱冷藏室（2～8℃），在有效期内保存。 已开启的胰岛素，具体可室温（＜25℃）保存，在 28 d 内使用
中效胰岛素	精蛋白重组人胰岛素等	皮下注射	
长效胰岛素	甘精胰岛素注射液，地特胰岛素注射液	皮下注射	
预混胰岛素	精蛋白锌重组赖脯胰岛素混合注射液（优泌乐）25R、50R，门冬胰岛素 30 注射液，精蛋白锌重组人胰岛素混合注射液优泌林 30/70 等	皮下注射	

（4）开启后应在胰岛素上标明开启日期时间、失效时间及开瓶人；若患者自备胰岛素，应通过询问患者/家属或根据使用剂量推算开启时间，标注失效时间及带入医院日期。

（5）住院期间由护士注射或在护士指导下完成注射，确保用药安全。

（6）胰岛素注射笔用针头或胰岛素专用注射器必须一次一换，不得重复使用。胰岛素笔芯、胰岛素预充注射笔一人一管，不得混用。

（5）预混胰岛素和 NPH 胰岛素应充分摇匀后注射。

（6）胰岛素用完之前说明书要妥善保管，不得丢弃。

第六节　康复科护理文件书写规范

（1）必须客观、真实、及时记录。

（2）所有患者病情变化或给予了特殊处理如安置管道、物理降温以及给予特殊药物等随时记录。

（3）住院患者每周有一次辨证施护记录。

（4）针对一级护理、安置心电监护的患者，每班要全面详细记录生命体征及病情，至少每 4 h 记录一次脉搏、呼吸、血压，病情变化或给予特殊处理时要随时记录。

（5）对压疮患者伤口变化及处理措施改变进行随时记录，对压疮高危患者每周至少进行一次记录评分、皮肤及健康指导。其他伤口视情况记录。

（6）对跌倒中度、高危患者每周复评跌倒评分及健康指导情况。

（7）发生不良事件，每班记录一次，并做好床旁、口头、书面交班。

（8）每日 1 次、2 次和 3 次的血压记录在体温单上，每 4 次血压记录在护理记录上，时间统一记在 07：00、11：00、19：00、21：00。凡有具体间隔时间，如每 2 h、4 h 一次等监测，血压记录在护理记录上。

第七节　康复科陪护管理制度

（1）陪护年龄 ≤ 55 周岁（按照身份证年龄为准），能够提供健康证明，无传染性疾病（如梅毒、肝炎、HIV 等），无慢性疾病（如：心脏病、高血压、肺部疾病等），有一定的文化基础（识字）。

（2）陪护人员在陪护期间自觉遵守医院管理规定和要求，服从科室管理，遵守病房管理制度，不干扰医疗护理正常工作，与医护人员友好合作。一对一照顾，不能一人照护多名患者。

（3）未经医护人员允许，不得向患者透露、谈论病情，不得向患者本人提及有关治疗方面的意见，以免影响患者情绪，影响身体健康。医生开具医嘱后，陪护人员在护士指引下按时送患者到指定区域做治疗。不得由于个人原因，中断患者康复治疗。患者康复治疗期间，必须紧跟患者，防止患者发生跌倒等不良事件。

（4）服从医院对患者的治疗和护理，不得私自外请医生会诊、购药，如对治疗、护理有疑问或有其他要求，应与医护人员及时联系。积极参加科室组织的相关陪护宣教、工休座谈会，加强自身的学习，更好地服务患者。

（5）如需了解患者病情，可与医护人员联系，不得私自翻阅病历。如患者病情发生变化，需治疗、护理或抢救时，应与医护人员积极配合，做好相应工作。

（6）讲究公共道德，文明陪伴，尊重同病房的病友，和谐相处。不得谈论患者隐私。尊重患者，禁止打骂、言语刺激患者。

（7）文明礼貌，讲究卫生，保持室内清洁、整齐、安静、有序。保证病员穿戴干净整齐，无异味。不在病房吸烟、喧哗谈笑，不随地吐痰，不乱扔纸屑、果皮，不坐卧病床、互串病房，不拿患者或者其他病员财物。

（8）注意安全，不得在病房使用电磁炉、电饭锅等高耗能电器蒸煮自带食物。除非午休时间，白天不得使用陪护椅或者折叠床在病房内睡觉。

（9）节约水电，爱护公共设施，如有擅自损坏，照价赔偿。

第八节 康复科交接班流程规范

（1）先书面交班再床旁交班，上不清下不接，周三集体交班，其余时间在各自楼层交班，包括规培学员、进修护士和实习学生。

（2）交班顺序：出院→转出→死亡→新入患者→转入患者→特殊病情变化患者。

（3）交班的内容要求简明扼要、重点突出。

（4）重要药物如升压药、降压药、胰岛素等须交时间、浓度和速度。

（5）耐药菌感染患者交班，须具体到床号、姓名。

（6）交班者语速不宜太快，接班者认真听取夜班交班内容，全面了解患者情况，护士长对交班者进行点评及补充。

（7）针对各类高风险患者、需人文关怀的患者，常态交班。

第九节　康复科医疗／办公设备时间校正管理制度

（1）须校正的医疗／办公设备包括：监护仪、心电网络平板仪、电脑、时钟、病房通道电子显示屏、呼叫器显示屏、手表等。

（2）定期校正时间。

（3）校正参考的标准时间：以智能手机时间（北京时间）为标准时间。

（4）校正责任人。

①监护仪、心电网络平板仪：每周一由主班护士负责校正。

②电脑：护士站由办公室护士负责校正，医疗组电脑由住院总进行校正，康复组电脑由康复组长进行校正。

③病房通道电子显示屏、呼叫器显示屏、时钟：病房通道电子显示屏、呼叫器显示屏、医生办公室时钟由办公室护士负责校正，病房通道电子显示屏与后勤处联系，呼叫器显示屏与设备维修处联系。

④手表：每天上班时按智能手机时间（北京时间）对自己的手表进行时间校正。

第十节　康复科跌倒／坠床防范管理制度

一、跌倒／坠床评估

符合下列情况之一者应进行评估：

（1）年龄≥60岁及≤6岁。

（2）认知障碍的患者，如有意识模糊、定向障碍者。

（3）各种原因致患者步态不稳如病理步态、下肢活动受限和共济失调等。

（4）患者入院前有反复跌倒/坠床史。

（5）病情发生变化时：因各种原因患者出现神志改变或步态不稳等情况。

（6）服用特殊药物时：如患者有服用作用于中枢神经系统的药物，特别是镇静催眠药、抗精神病药和麻醉镇痛药，或者是服用易引起头晕/低血压等不良反应的药物如 β 受体阻滞剂等。

（7）有发生跌倒/坠床危险的其他特殊患者。

二、跌倒/坠床的应急预案

（1）患者跌倒/坠床后，护理人员要立即就地查看，评估其伤情及全身情况，判断患者的意识状态，立即通知医生，监测生命体征，呼吸心跳停止者，立即心肺复苏。

（2）根据伤情遵医嘱采取相应的急救处理，完善相关检查及必要的辅助检查（如头颅 CT、胸片等），让患者得到及时救治，防止患者加重病情。

（3）注意安置合适的体位并正确搬运患者，忌随意搬动患者。

（4）心理护理：安慰患者及家属，再次健康宣教，交代坠床及摔伤的注意事项及预措施。

（5）及时报告护士长、科主任，护士长应立即了解患者病情，做好相应处理，防止事态扩大，并及时向护理部报告。

（6）详细交接班，密切观察患者病情变化，填写不良事件报告单。

第十一节　康复科压力性损伤（压疮）管理制度

一、压力性损伤（压疮）防范管理制度

（1）正确评估患者：责任护士在本班内，根据 Braden 评分情况和患者的体位、年龄、水肿、实验室检查、用药等特殊情况准确评估患者压力性损伤的风险。

（2）对 Braden 评分≤12 分者，每周评估；评分≤9 分者，每天评估；如有特殊情况随时评估，并制订、执行护理措施；针对符合难免压力性损伤申报条

件者，制订、执行相应的预防措施。

（3）认真执行交接班制度及查对制度，加强基础护理工作，床尾挂"防压疮"提示牌。

（4）每班检查危重症、自理能力重度依赖者的皮肤完整情况，加强皮肤的保护。对感觉障碍者慎用热水袋和熏蒸等治疗，防止烫伤。

（5）注意观察患者全身情况，加强对患者及家属的指导。

（6）加强压力性损伤的诊疗及护理规范，根据 2016 年 NPUAP 压力性损伤护理指南执行操作。

二、压力性损伤（压疮）报告制度

（1）报告范围：Braden 评分 ≤ 12 分、符合难免压力性损伤申报条件者、带入压力性损伤。

（2）护理人员认真执行交接班及查对制度。床头卡"高风险栏"加盖"压疮"印章。

（3）发现患者发生压力性损伤后，经科室护理质量管理小组人员确认，当事人认真填写"压力性损伤报告表"，及时报告护理质安办。

（4）质安办根据上报的"压力性损伤报告表"组织伤口/造口技术小组到科室会诊，并提出相应的护理措施。

（5）责任护士认真在护理记录单上记录患者压力性损伤部位、分期、大小、深度以及治疗、护理情况。

（6）科室落实相关措施。

三、压力性损伤的诊疗和护理规范

（一）定　义

压力性损伤是位于骨隆突处、医疗或其他器械下的皮肤/软组织的局部损伤。它可表现为完整皮肤或开放性溃疡，可能会伴疼痛感。损伤是由于强烈和或长期存在的压力或压力联合剪切力导致。软组织对压力和剪切力的耐受性可能会受到微环境、营养、灌注、合并证以及软组织情况的影响。

医疗器械相关性压力性损伤是指由于使用用于诊断或治疗的医疗器械而导致的压力性损伤，损伤部位形状通常与医疗器械形状一致。

黏膜压力性损伤是指由于使用医疗器械导致相应部位黏膜出现的压力性损伤。由于这些损伤组织的解剖特点，这一类损伤无法进行分期。

（二）好发部位及因素

发生原因：压力、剪切力、摩擦力单独或联合作用。

发生部位：通常为骨隆突处的皮肤及皮下组织；有时候也发生于医疗器械或其他医疗设备接触部位。

损伤特点：局限性损伤。

相关因素：微环境、营养、灌溉、并发证和软组织情况等。

（三）诊　断

1 期压疮：皮肤完整、发红，与周围皮肤界限清楚，压之不褪色，伴疼痛、皮温变化，常局限于骨隆突处。此期皮肤完整性未被破坏，仅出现暂时性血液循环障碍，应及时去除病因，阻止压疮进一步发展。

2 期压疮：部分表皮缺损，皮肤表浅溃疡，基底红、无结痂；也可为完整或破溃的充血性水疱。此期若及时解除受压，改善血液循环，清洁创面，仍可防止压疮进一步发展。

3 期压疮：全层皮肤缺失，但骨、肌腱或肌肉尚未暴露，可有潜行和窦道。

4 期压疮：全层皮肤缺失，伴骨、肌腱或肌肉外露，局部可有坏死组织或焦痂，通常有潜行和窦道。

难以分期压疮：全层皮肤缺失，但溃疡基底部覆有腐痂和（或）痂皮。须在腐痂或痂皮充分去除后方能确定真正的深度和分期。

深部组织损伤：皮肤完整，但由于压力或剪切力造成皮下软组织损伤，皮肤颜色改变，呈紫色或褐红色，或出现充血性水疱，可伴疼痛、硬块；肤色较深部位，深部组织损伤难以检出，须在完成清创后方能准确分期。

（四）治　疗

局部治疗为主，辅以全身治疗。

（1）全身治疗：积极治疗原发病，增加营养和全身抗感染治疗等。

（2）局部治疗。

①1期压疮：去除致病原因，防止压疮继续发展。除加强压疮预防措施外，局部可使用半透膜敷料或水胶体敷料加以保护。不能进行局部皮肤按摩，防止皮肤被进一步伤害。

②2期压疮：保护皮肤，预防感染。在处理1期压疮的基础上，注意对出现的水疱皮肤进行护理。

③3期压疮：重点为清洁伤口，清除坏死组织，处理伤口渗出液，促进肉芽组织生长，并预防和控制感染的发生。

④4期压疮：在护理3期压疮的治疗和护理措施基础上，采取清创术除焦痂和腐肉，处理伤口潜行和窦道以减少无效腔，并保护暴露的骨骼、肌腱和肌肉。

（五）护理规范

（1）营养指导：对患者进行营养筛查和评估，指导患者营养膳食。对营养不良或长期卧床病重者，应给予充足的营养补充；对不能进食者给予鼻饲或采用支持疗法。

（2）体位安置与变换：增加翻身次数，避免局部过度受压。因疾病所采用的被迫体位，应至少2h改变体位一次，减轻皮肤受压时间，征求医生意见是否使用防压疮气垫床。

（3）皮肤护理，避免局部皮肤刺激：除常规皮肤护理及关注骨隆突受压部位外，还应关注直接与皮肤接触的相关部位的皮肤护理。对受压部位和压疮高危患者，采用合适的保护用具及敷料，保持皮肤适度的湿润。防止过度清洁或消毒皮肤，禁冰敷、吹风机，涂抹凡士林、氧化锌膏等油性剂。

（4）规范操作：在进行接触皮肤的操作时，动作轻柔，避免擦伤皮肤。

（5）遵医嘱实施抗感染治疗，预防感染、败血症等发生。

（6）加强心理疏导，陪伴患者并对其进行健康教育，鼓励患者树立信心并配合治疗。

四、院外压疮

（1）填写"压疮预报表"，与家属沟通，护理措施记录在护理记录中，并及时报告护士长。

（2）每周对压疮进行评估，并在护理记录上记录，床头卡"高风险栏"加盖"压疮"印章，如评估已痊愈则以后不再进行动态评估和记录。

五、转科压疮

（1）填写"压疮预报表"，转入和接受科室护士在"转科患者记录单"上双签名。

（2）仔细查看转入科室护理记录单是否如实记录，并在本科护理记录中记录（与转入科室记录一致）。

（3）每周进行评估并动态记录变化及护理措施。

六、难免压疮

（1）难免压疮申报条件：必备条件＋其他条件2项或2项以上。

①必备条件：Braden评分≤12分；各种原因致患者强迫体位/被动卧位。

②其他条件：年龄≥70岁；血清蛋白＜30 g/L；极度消瘦；高度水肿；大小便失禁；依从性差。

（2）填写"压疮预报表"，与家属沟通，护理措施记录在护理记录中，并及时报告护士长。

（3）每周进行压疮危险因素的动态评估，必要时每天评估并做好记录及交接。

第十二节　康复科患者自备药和自理药品管理规定

康复科患者基础疾病多，患者自理药品多种多样，为了规范自理药品的管理，杜绝用药差错和不良事件发生，制订康复科住院患者自理药品管理制度。

（1）范围：住院患者。

（2）定义：自理药品就是指住院期间由患者或患者家属自行保管，在掌握如何用药的前提下能自行给药的药品。

（3）自理药品的范围：哮喘治疗用的气雾剂、喷雾剂、吸入型装置；滴眼液、滴耳液及皮肤外用制剂；患者由于自身基础疾病需要常备常用的口服药品等。

（4）评定及用法：医师评估患者自行服药能力，开取自理药品医嘱，护士根据医嘱对患者进行用药指导，监督患者自行服药情况。

（5）制度内容。

①医护人员应对患者自行用药的能力进行评估，确定患者是否可以自行用药。

②在患者自行用药之前，护士要核对相关自理药物药名、剂量、用法、效期，对患者进行用药指导，使其完全了解用药情况，并嘱咐患者或家属填写"住院患者自理药品使用登记表"，护士每班应对记录单进行核查并签名，患者用药结束后纳入病历归档保管。

③向自行用药患者提供的所有药品，都应注明该患者的信息和药品相关说明。

④医护人员应注意识别、观察患者自行用药情况及病情变化，评估自行用药方案实施的安全性，确保患者按治疗计划用药。

⑤医护人员可根据患者病情及自行用药依从性，决定是否继续由患者自行用药。

⑥自理药品由患者或患者家属自行保管，急救用药应随身携带。

⑦患者自理药品剂量不足时，及时提醒医生开具拿药医嘱，叮嘱患者按时、按量用药，不得私自加量、减量、漏用药。

⑧属于自备药范畴的自理药品按《康复科住院患者使用自备药品管理制度》管理。

第十三节　康复科住院患者佩戴腕带标识的管理制度

一、佩戴对象

本科所有住院患者。

二、佩戴程序及要求

（1）腕带选择。科室必须严格按佩戴对象执行腕带佩戴工作，根据患者病情和护理级别选择相应的腕带佩戴。病危／病重患者／一级护理的腕带上贴"一级"标识，跌倒、烫伤高风险患者，腕带上标识："防跌倒""防烫伤"。

（2）佩戴时机。患者办理住院到科室后，责任护士立即为其佩戴腕带。

（3）信息完整。护士将所有项目逐一填写完整，字迹清楚、端正，严禁涂改；打印腕带信息与患者基本信息相符。

（4）佩戴原则。经核对无误（最好双人核对）后方可佩戴。

（5）佩戴部位。腕带原则上佩戴于患者手腕处，要求佩戴部位皮肤完整，若有异常或特殊情况可佩戴于脚腕处。

（6）腕带的松紧度。以腕带绕患者腕部一周，再放松一扣，佩戴好后以能放入食指为宜，多余长度应剪去或反折固定。水肿患者应注意及时观察松紧度，发现不适及时更换。

（7）字迹朝向。腕带佩戴方向应朝向患者手背，以方便医护人员核对。

（8）腕带信息核对。医护人员对患者执行各项操作前、转运交接过程中、手术前后交接必须核对患者腕带标识是否准确无误。

（9）转科患者在转入新科室后按照患者现有信息更换腕带。

（10）如患者不慎遗失腕带，应立即补充并及时为其佩戴。

（11）如皮肤过敏的患者，可更换成纸质腕带或将腕带固定于床尾处，在执行护理操作时进行相应的核对后方可执行。

（12）在患者出院、死亡时，护理人员要及时取下腕带，核对无误后按生活垃圾处理（传染性疾病按医源性垃圾处理）。

（13）护士应加强对患者佩戴腕带的目的性及重要性教育，提高腕带佩戴依从性。

第十四节　康复科住院患者查对制度

（1）查对制度：两种方式查对（腕带＋询问），两个都相同的情况下询问住院号，门诊患者询问就诊号。

（2）执行医嘱时要严格进行"三查八对一观察"：操作前查、操作中查、操作后查，对患者床号、姓名、药名、剂量、浓度、时间、用法、有效期，观察用药后的疗效。

（3）清点药品时和使用药品前，要检查质量、标签、失效期和批号，如不符合要求，不得使用。

（4）给药前注意询问患者有无过敏史。

（5）发放药物时、予以患者治疗时，核对患者腕带信息，用PDA扫描腕带码确认。

第十五节　康复科住院患者分级护理制度

康复内科分级护理制度是在医院分级护理制度的指导下根据专科疾病特点制订的相应本专科分级护理细则，医护人员根据患者病情和（或）生活自理能力，确定并对其实施不同级别的护理，具体可分为特、一、二、三级护理4种，并根据患者情况变化进行动态调整。

一、特级护理

（一）分级依据

（1）病情危重，随时可能发生病情变化而需要进行抢救的患者。

（2）脑出血急性期（大量）、脑干出血、大面积脑梗死、癫痫持续状态、进展性脑卒中、重症肺炎等生命体征不稳定的患者。

（3）重症肌无力发生危象、需要严密监护生命体征的患者。

（二）护理服务标准

（1）专人守护、严密观察患者病情变化，监测生命体征、血氧饱和度及意识。

（2）正确、及时、有效执行医嘱，落实各种治疗及护理措施，密切观察药物疗效及毒性反应。

（3）准确测量并记录患者24 h出入量，必要时监测患者每小时尿量。

（4）正确实施基础护理。

①保持患者清洁、舒适：每日洗脸、梳头及口腔清洁 2 次；每日会阴护理 1 次，留置尿管护理每日 2 次；根据病情每周洗头 1 次；每周更换床单元 1 次，有血迹、尿迹随时更换；根据需要帮助患者使用便器、温水擦浴、更换被服、剪趾（指）甲等。病情不稳定患者暂不做洗头和擦浴护理，待病情稳定后进行。

②协助患者翻身及叩背，促进有效咳嗽、床上移动等；保持患者功能体位及卧位舒适，防止压疮发生，必要时使用翻身垫、气垫床等。

（5）加强专科护理：气道护理、管路护理等，做到意外拔管零容忍，实施安全措施。

（6）安置患者使之处于舒适和功能体位。

（7）了解患者心理需求，实施心理疏导，协助解决心理问题，有针对性开展健康指导和功能锻炼。

（8）责任护士进行床旁交接班。

二、一级护理

（一）分级依据

（1）脑梗死稳定期、脊髓损伤亚急性期、短暂性脑缺血频繁发作期、癫痫症、颈肩腰腿疼急性期多系统萎缩、颅内静脉血栓形成、多发性硬化、血管性痴呆、脊髓严重的肌张力障碍等生命体征趋于平稳的患者。

（2）生活完全不能自理且病情不稳定的患者。

（3）生活部分自理，病情随时可能发生变化的患者。

（4）有抑郁、自杀倾向的患者。

（5）自理能力重度依赖的患者。

（二）护理服务标准

（1）每小时巡视患者，观察患者病情变化。

（2）根据患者病情需要，定时测量生命体征，严密观察患者病情变化。

（3）准确记录患者 24 h 出入量。

（4）关注患者安全，根据患者具体情况采取相应预防措施，防跌倒、压疮、坠床、烫伤、意外拔管、感染等。

（5）根据患者病情及生活自理能力，正确实施基础护理。

①自理能力重度依赖的患者基础护理服务标准参考特级护理标准。

②针对自理能力中度依赖患者，护理人员要给予或协助患者面部清洁、口腔护理、梳头、足部清洁、会阴护理 1～2 次 /d。卧位护理：翻身、叩背 1 次 /2 h，必要时协助患者床上移动，做好压疮预防及护理。其他：根据病情，给予或协助患者温水擦浴 1 次 /2～3 d，床上洗头 1 次 / 周，需要时给予失禁护理或协助床上使用便器、指（趾）甲护理、协助更衣等。

（6）正确及时给药并密切观察效果及药物毒副作用，落实各种治疗及护理措施。

（7）做好饮食、用药、检查、手术、活动与休息等有关护理知识的指导。

（8）了解患者的心理需求，提供相关的健康指导。

三、二级护理

（一）分级依据

（1）脑出血、脑梗死恢复期、脊髓损伤恢复期、脑性瘫痪、四肢骨折术后恢复期、颈肩腰腿痛、短暂性脑缺血发作、帕金森病、吉兰—巴霍综合征、周围神经疾病、进行性肌营养不良等病情稳定的患者。

（2）病情稳定仍需卧床的患者。

（3）生活部分自理且病情稳定的患者。

（二）护理服务标准

（1）每 2 h 巡视患者，观察患者病情变化，每日根据病情测量体温、脉搏、呼吸等生命体征。

（2）正确执行医嘱，落实各项治疗及护理措施。

（3）做好饮食、用药、检查、手术、休息与活动等有关护理知识的指导。

（4）做好与病员及家属有关的医院管理制度的宣传，保证医疗护理措施的顺利落实。

（5）协助或督促患者做好个人卫生：如洗脸、梳头、剪指（趾）甲、洗头等。

每日整理床单元2次。每日开窗通风2次，每周更换床单元1次。

（6）提供患者疾病相关的健康指导及心理护理。

四、三级护理

（一）分级依据

（1）脑出血后遗症期、脑梗死后遗症期、脊髓损伤后遗症期、周围神经疾病、骨折、脱位恢复期患者。

（2）生活完全自理专科疾病术后处于康复期的患者。

（3）生活完全自理且病情稳定的患者。

（二）护理服务标准

（1）每3 h巡视患者，观察患者病情变化。

（2）根据患者病情，测量生命体征。

（3）根据医嘱，正确实施治疗、给药措施。

（4）督促患者做好个人卫生：如洗脸、梳头、剪指（趾）甲、洗头等，每日整理床单元1～2次，每日开窗通风1次，每周更换床单元1次。

（5）提供患者疾病相关的健康指导（如药物的使用情况，定期随访、活动与休息等）。

第十六节　康复科住院患者不良事件报告制度

（1）护理不良事件包括护理差错，护理事故，护理意外事件如跌倒、坠床、烫伤、自杀、走失等事件。

（2）各科室要加强对本科护理人员、实习及进修人员的安全教育和应急培训，提高各成员的责任意识，形成预防为主、处置及时、主动上报的良好氛围。

（3）科室发生不良事件时，当事人应主动报告护士长，同时汇报当值医师，立即主动配合医师对患者进行处理，力求将患者的损害降到最低，发生1、2级护理不良事件时，护士长要立即口头上报护理部，24 h内书面上报护理部；发生3、4级护理不良事件时，护士长要1周之内上报护理质安办；如不良事件出现不良后果或需要其他科室配合处置时，护士长应立即报告护理部，处理结束后再书面报告护理部。

（4）对发生的不良事件，科室应及时讨论，查找原因，提出整改措施并追踪落实。

（5）护士长应主动将本科室发生的不良事件上报给护理部；护理部对发生的不良事件定期组织院内讨论，发现安全和质量问题，并持续改进；对科室主动上报的不良事件，原则上进行非惩罚性管理；但对隐瞒不报者，按照有关规定进行加倍处罚。

（6）护理部负责定期对全院护士进行安全教育，并对安全措施的落实进行督促检查。

（7）分级标准。

1级（警告事件）：患者非预期的死亡，或是非疾病自然进展过程中永久性功能丧失。

2级（不良后果事件）：在疾病医疗过程中是因为诊疗活动而非疾病本身造成患者机体与功能损害。

3级（未造成不良后果事件）：虽然发生了错误事实，但是未给患者机体与功能造成损害。

4级（隐患事件）：由于及时发现错误事实，未给患者造成机体与功能任何损害。

（8）应急处理流程。

①跌倒的处理流程：检查和采取预防措施→患者突然跌倒→立即通知医生→检查其受伤情况→将患者抬至病床→进行必要检查→严密观察病情变化→对症处理→加强巡视→观察处理结果，再次做好相应宣教及防范措施，与家属做好沟通→准确记录（上报护士长和护理部）→做好交接班。

②创伤性休克处理流程：建立静脉双通道，扩充血容量＋止血→准备好各种抢救物品、药品→心电监测、吸氧→观察生命体征→留取标本送检→告知家属病情变化→记录抢救过程。

③心搏骤停（猝死）处理流程：患者突发心搏骤停→立即就地抢救→胸外按压→人工呼吸→心电监测、吸氧、建立静脉多通道→脑复苏→观察生命体征→与

家属做好有效沟通→记录抢救过程（抢救结束后6h内完成）。

（备注：抢救无效死亡，协助家属运走尸体，向医务处、护理部汇报抢救过程，在抢救过程中，注意对同室患者进行保护。）

④药物过敏性休克处理流程：立即停止用药→平卧→皮下注射肾上腺素→改善缺氧症状→建立静脉多通道，扩充血容量→解除支气管痉挛→发生心搏骤停进行心脏复苏→观察病情变化→与家属做好有效沟通→记录抢救过程（结束后6h内完成）。

第十七节　康复科住院患者危重患者抢救工作制度

（1）对危重病员的抢救，全体护理人员必须全力以赴，积极配合医生进行抢救。参加抢救的人员必须做到严肃认真，分秒必争，忙而不乱，保持抢救现场整洁有序。

（2）护理人员必须熟悉抢救措施，掌握抢救技能，备齐抢救物品，服从医生指挥，准确地完成各项工作。执行抢救口头医嘱要做到"听、问、看、补"，严格执行技术操作规程及查对制度。护士长进行现场组织，做到分工明确，紧密配合。

（3）如遇患者突然发生危急情况，护理人员应立即报告医生。在医生未到达之前，护理人员应守护患者，并酌情予以抢救（如止血、给氧、人工呼吸、胸外心脏按压、吸痰、建立静脉通道等）。

（4）凡抢救的危重患者，酌情设专人护理，护理人员应严密观察病情变化，按时准确详细地记录好护理记录，并在24h内制订出护理计划。护理人员要严格执行医嘱和护理计划，随时向主管医生报告病情变化。护理人员要及时记录护理记录单，抢救记录应于抢救结束后6h内据实补记，并加以说明。护士长应经常检查护理计划落实情况，并给予具体的指导。

（5）各班应严格执行危重病人的床旁交接班制度，加强基础护理，预防并发症的发生。

（6）抢救结束，护理人员要及时检查和补齐急救药品及器材，保证抢救工作的顺利进行。

第十八节 康复科住院患者"危急值"报告制度

（1）"危急值"报告与接收均遵循"谁报告，谁记录，谁负责"的原则。

（2）临床医生和护士在接到"危急值"报告电话后，如果认为该结果与患者的临床病情不相符或标本的采集有问题时，应重新留取标本送检或进行复查。

（3）临床科室在接到检验科"危急值"报告时，应详细记录在"危急值结果登记本"上。

（4）接收报告者，应立即通知患者的主管医生或当时值班医生，若不在，应立即报告上级医生或科主任，并在"危急值结果登记本"上记录。

（5）医技人员发现"危急值"情况时，要在 15 min 内电话报告给临床科室。

（6）从接到电话通知到采取处理措施的时间不应超过 15 min，并且 6 h 内必须在病程中书写"危急值"病程记录，同时在"危急值结果登记本"备注栏注明处理情况。

（7）危急值交班，科室晨交班护士应对前一天的所有危急值项目复述一次，以引起科室重视。

（8）流程：接到医技科室工作人员"危急值"电话→立即在"危急值报告登记本"逐项做好登记，同时告知主管医生或值班医生→若医生认为该结果与病情不符，可以进一步对患者进行检查；若认为检验结果不符，可以关注标本留取情况，必要时重留标本送检复查→若结果与临床相符，应在 15 min 内采取相应的处理措施，同时报告上级医师或主任→提醒医生及时完善危急值登记表→做好相应的记录。

（9）康复科常见危急值及处理。

①心电检查"危急值"报告范围：急性心肌损伤、急性心肌缺血。

处理：卧床休息，吸氧，告知医生、配合处理。

②医学影像检查"危急值"报告范围：X 射线检查诊断为脊柱骨折，脊柱长轴成角畸形、锥体粉碎性骨折压迫硬膜囊。处理：绝对卧床，告知医生，观察会阴区感觉，大小便功能，双下肢感觉及运动功能。翻身必须协助，保持轴向翻身。

骨盆骨折。处理：报告医生，配合处理。护士一般不选下肢建立静脉通路。

③检验"危急值"报告项目和警戒值。如表 2-2 所示，是各个检验项目的警戒值。

表 2-2 检验项目及警戒值

检验项目		生命警戒低值	生命警戒高值
血肌酐（Cr）		—	> 880 μmol/L
成人空腹血糖		< 2.8 mmol，/L	> 25 mmol/L
血清钾		< 2.7 mmol/L	> 6.0 mmol/L
血清钠		< 120 mmol/L	> 160 mmol/L
血清钙		< 1.7 mmol/L	> 3.3 mmol/L
血气分析	pH	pH < 7.0	> 7.6
	PaCO$_2$	< 20 mmHg	> 70 mmHg
	PaO$_2$	< 50 mmHg	
血红蛋白		< 50 g/L	—
凝血时间（PT）		—	> 35 s
INR（口服华法林）		—	> 3.5
活化部分凝血时间（APTT）		—	> 100 s

处理：立即告知医生，协助处理。

第三章 康复科优势病种护理方案

不同的医院的康复科有不同的优势病种护理，本章主要讲述康复科优势病种护理方案，分别从中风（脑梗死恢复期）中医护理优化方案以及项痹（神经根型颈椎病）中医护理方案两方面进行叙述。

第一节 中风（脑梗死恢复期）中医护理优化方案

本方案适用于中风病（脑梗死）发病 2 周至 6 个月处于恢复期患者的护理。

一、常见证候要点

（1）风痰瘀阻证：口眼㖞斜，舌强语謇或失语，半身不遂，肢体麻木，舌暗紫，苔滑腻。

（2）气虚血瘀证：肢体偏枯不用，肢软无力，面色萎黄。舌质淡紫或有瘀斑，苔薄白。

（3）肝肾亏虚证：半身不遂，患肢僵硬，拘挛变形，舌强不语，或偏瘫，肢体肌肉萎缩，舌红脉细，或舌淡红。

（4）痰热腑实证：半身不遂，口眼㖞斜，舌强不语，口黏痰多，腹胀便秘，午后面红烦热，舌红，苔黄腻或灰黑，脉弦滑大。

二、常见症状／证候施护

（一）半身不遂

（1）观察四肢肌力、肌张力、关节活动度和肢体活动的变化。

（2）根据疾病不同阶段，指导协助患者良肢位摆放、肌肉收缩及关节运动，减少或减轻肌肉挛缩及关节畸形。

（3）尽早指导患者进行床上的主动性活动训练，包括翻身、床上移动、床边坐起、桥式运动等。如患者不能作主动活动，则应尽早进行各关节被动活动训练。

（4）做好各项基础护理，满足患者生活所需。

（5）遵医嘱选用以下中医护理特色技术 1～2 项。

①中频、低频治疗仪：遵医嘱选取上肢肩井、曲池、合谷、外关等穴，下肢委中、昆仑、悬钟、阳陵泉等穴，进行经络穴位电刺激，每日 1～2 次，每次 30 min。适用于肢体萎软乏力、麻木，严禁直接刺激痉挛肌肉。

②拔罐疗法：遵医嘱选穴每日 1 次，留罐 5～10 min。适用于肢体萎缩、关节疼痛。

③隔物灸治疗：遵医嘱取穴。中风病（脑梗死急性期）、痰热腑实证和痰火闭窍者不宜。

④穴位拍打：遵医嘱用穴位拍打棒循患肢手阳明大肠经（上肢段）、足阳明胃经（下肢段）轻轻拍打，每日 2 次，每次 30 min。有下肢静脉血栓者禁用，防止栓子脱落，造成其他组织器官血管栓塞。

⑤中药封包：遵医嘱给予患侧中药封包。

⑥蜡疗：遵医嘱给予患侧蜡疗。

⑦药物浸浴：先将药袋放入温水中浸泡 10～15 min，再加入热水，待温度适宜将患肢浸入药液中浸泡 20～30 min，温度维持在 38～43℃。

（二）舌强语謇

（1）建立护患交流板，与患者良好沟通，从患者手势及表情中理解其需要。可与患者共同协调设定一种表达需求的方法，无法用手势及语言表达的患者可利用物品或自制卡片来表达需求，无书写障碍的失语患者可借助文字书写的方式来表达其要求。

（2）训练有关发音肌肉，先做简单的张口、伸舌、露齿、鼓腮动作，再进行软腭提高训练，再做舌部训练，还有唇部训练，指导患者反复进行抿嘴、噘嘴、叩齿等动作。采用吞咽言语治疗仪电刺激发音肌群同时配合发音训练。

（3）利用口形及声音训练采用"示教－模仿方法"，即训练者先做好口形与发音示范，然后指导患者通过镜子观察自己发音的口形，来纠正发音错误。

（4）进行字、词、句训练，单音训练1周后逐步训练患者"单词—词组—短句"发音。从简单的单词开始，然后再让其说短句，进行阅读训练及书写训练，经过1～2周时间，患者掌握一般词组、短句后即能接受跟读或阅读短文的训练。

（5）对家属进行健康宣教，使其与患者共同参与语言康复训练。

（6）穴位按摩（手指点穴）：遵医嘱按摩廉泉、哑门、承浆、通里等穴，以促进语言功能恢复。

（三）吞咽困难

（1）对轻度吞咽障碍以摄食训练和体位训练为主。

（2）对中度、重度吞咽障碍患者采用间接训练为主，主要包括：增强口面部肌群运动、舌体运动和下颌骨的张合运动；咽部冷刺激；空吞咽训练；呼吸功能训练等。

（3）有吸入性肺炎风险患者，给予鼻饲饮食。

（四）便　秘

（1）气虚血瘀证患者大多为慢传输型便秘，可教会患者或家属用双手沿脐周顺时针按摩，每次20～30周，每日2～3次，促进肠蠕动。

（2）鼓励患者多饮水，每天在1 500 mL以上；养成每日清晨定时排便的习惯，避免长时间如厕，忌努挣。

（3）饮食以粗纤维为主，多吃增加胃肠蠕动的食物，如黑芝麻、蔬菜、瓜果等；多饮水，戒烟酒，禁食产气多刺激性的食物，如甜食、豆制品、圆葱等。热秘患者以清热、润肠、通便饮食为佳，可食用白萝卜、蜂蜜汁；气虚便秘患者以补气血，润肠通便饮食为佳，可食用核桃仁、松子仁、芝麻粥来治疗各种症状的便秘。

（4）遵医嘱选用以下中医护理特色技术1～2项。

①推拿治疗：取穴胃俞、脾俞、内关、足三里、中脘、关元等穴，腹胀者加涌泉，用揉法。

②耳穴贴压（耳穴埋豆）：遵医嘱取主穴大肠、直肠、三焦、脾、皮质下，配穴小肠、肺。

③隔物灸：遵医嘱脾弱气虚者选穴脾俞、气海、太白、三阴交、足三里。肠道气秘者选穴太冲、大敦、大都、支沟、天枢。脾肾阳虚者选穴肾俞、大钟、关元、承山、太溪。于腹部施回旋灸，每次 20 min。

（4）必要时遵医嘱给予中药灌肠。气虚血瘀、肝肾亏虚的患者不适用。

（五）二便失禁

（1）观察排便次数、量、质及有无里急后重感；尿液的色、质、量，有无尿频、尿急、尿痛感。

（2）保持会阴皮肤清洁干燥，如留置导尿，做好留置导尿护理。

（3）进食健脾养胃益肾食物，如山药、薏苡仁、小米、木瓜、南瓜、胡萝卜等。

（4）遵医嘱选用以下中医护理特色技术 1～2 项。

①隔物灸穴位：神阙、气海、关元、百会、三阴交、足三里。适用于气虚及元气衰败所致的二便失禁。

②耳穴贴压（耳穴埋豆）：遵医嘱取主穴大肠、小肠、胃、脾，配穴交感、神门。

③穴位按摩：遵医嘱取肾俞、八髎、足三里、天枢等穴。适用于气虚及元气衰败所致的二便失禁。

④葱白敷脐（行气通腑）：取适量青葱洗净沥干、用葱白，加适量食盐，置于研钵内捣烂成糊状后敷贴于脐周，厚薄 0.2～0.3 cm，外用医用胶贴包裹，用纱布固定，每日 1～2 次，每次 1～2 h。

（5）中药穴位热敷：将粗盐加吴茱萸 30 g、厚朴 30 g、白芥子 100 g、莱菔子 100 g 混匀，在微波炉高火（功率 800 W）中加热 3～5 min，使温度达到 60～70℃，装入 6 cm×10 cm 的布袋中。外敷患者腹部神阙、中极、天枢穴（神阙穴在脐窝，中极穴在脐下 4 寸，天枢穴在脐旁开 2 寸）。按顺时针方向在患者腹部依次热熨以上穴位 5 min 后，将布袋放在肚脐中间热敷 10 min。

三、中医特色治疗护理

（一）内服中药

（1）胶囊：如活血化瘀的通心络胶囊、脑安胶囊、丹灯通脑胶囊等，脑出血急性期忌服。

（2）丸剂：如华佗再造丸，服药期间有燥热感，可用白菊花蜜糖水送服，或减半服用，必要时暂停服用1～2 d。服安宫牛黄丸期间饮食宜清淡，忌食辛辣油腻之品，以免助火生痰。

（3）颗粒：如服养血清脑颗粒，忌烟、酒及辛辣、油腻食物，低血压者慎服。

（4）中药汤剂宜温服，服药期间忌食生冷、辛辣的食物。观察服药后的效果与反应。

（二）注射给药

醒脑静注射液含芳香走窜药物，开启后要立即使用，防止挥发；生脉注射液，用药宜慢，滴速＜30滴/min，并适量稀释；脑水肿患者静脉滴注中药制剂时不宜过快。疏血通、血栓通等活血化瘀药物不宜过快，一般不超过40～60滴/min为宜。

（三）外用中药

紫草油外涂（清热凉血、收敛止痛），适用于二便失禁或便溏所致的肛周潮红、湿疹。涂药次数视病情而定，涂药后观察局部皮肤情况，如有皮疹、奇痒或局部肿胀等过敏现象时，应立即停止用药，并将药物拭净或清洗，遵医嘱内服或外用抗过敏药物。

（四）特色技术

（1）隔物灸。

（2）中医定向透药。

（3）皮内针。

（4）中药封包治疗。

（5）耳穴压豆。

（6）中药灌肠。

四、健康指导

（一）生活起居

（1）调摄情志、建立信心，起居有常、不妄作劳，戒烟酒、慎避外邪。

（2）注意安全，防呛咳窒息、防跌倒坠床、防压疮、防烫伤、防走失等意外。

（3）皮肤护理：适用于长期卧床患者有压疮风险的防治。

①保持皮肤清洁、床单位清洁干燥平整。

②对有压疮风险的患者使用安普贴/泡沫敷贴进行预防。

③按摩过程中观察患者局部皮肤情况，如皮肤已有破损，严禁按摩。

（二）饮食指导

（1）风痰瘀阻证：进食祛风化痰开窍的食品，如山楂、荸荠、黄瓜。食疗方：鱼头汤。忌食羊肉、牛肉、狗肉等。

（2）气虚血瘀证：进食益气活血的食物，如山楂。食疗方：大枣滋补粥（大枣、枸杞、瘦猪肉）。

（3）肝肾亏虚证：进食滋养肝肾的食品，如芹菜黄瓜汁、清蒸鱼等。食疗方：百合莲子薏仁粥。

（4）痰热腑实证：饮食宜清淡，忌辛辣之品。进食健脾除湿之品，如莲子、薏苡仁熬粥，山药煲汤，山楂、菊花泡水喝。

（5）神智障碍或吞咽困难者，根据病情给予禁食或鼻饲喂服，以补充足够的水分及富有营养的流质，如果汁、米汤、肉汤、菜汤、匀浆膳等，饮食忌肥甘厚味等生湿助火之品。

（6）注意饮食宜忌，如糖尿病患者注意控制葡萄糖及碳水化合物的摄入，高血脂患者注意控制总热量、脂肪、胆固醇的摄入等。

（三）情志调理

（1）语言疏导法。运用语言，鼓励病友间多沟通、多交流。鼓励家属多陪伴患者，家庭温暖是疏导患者情志的重要方法。

（2）移情易志法。通过戏娱、音乐等手段或设法培养患者某种兴趣、爱好，以分散患者注意力，调节其心境情志，使之闲情怡志。

（3）五行相胜法。在情志调护中，护士要善于运用《内经》情志治疗中的五行制约法则，即"怒伤肝，悲胜怒；喜伤心，恐胜喜；思伤脾，怒胜思；忧伤肺，喜胜忧；恐伤肾，思胜恐"。同时，要注意掌握情绪刺激的程度，避免刺激过度带来新的身心问题。

（四）功能锻炼

1.良姿位的摆放

（1）仰卧位：①偏瘫侧肩放在枕头上，保持肩前伸，外旋；②偏瘫侧上肢放在枕头上，外展 20°～40°，肘、腕、指关节尽量伸直，掌心向上；③偏瘫侧臀部固定于枕头上；④偏瘫侧膝部膝外应放在枕头，防止屈膝位控制不住突然髋膝旋造成股内收肌拉伤，膝下垫一小枕保持患膝稍屈，足尖向上。

（2）患侧卧位：①躯干略后仰，背后放枕头固定；②偏瘫侧肩向前平伸外旋；③偏瘫侧上肢和躯干成 90°，肘关节尽量伸直，手掌向上；④偏瘫侧下肢膝关节略弯曲，髋关节伸直；⑤健侧上肢放在身上或枕头上；⑥健侧下肢保持踏步姿势，放枕头上，膝关节和踝关节略为屈曲。

（3）健侧卧位：①躯干略为前倾；②偏瘫侧肩关节向前平伸，患肩前屈 90°～100°；③偏瘫侧上肢放在枕头上；④偏瘫侧下肢膝关节、髋关节略为弯曲，下肢放在枕头上，避免足外翻；⑤健侧上肢摆放以患者舒适为宜；⑥健侧下肢膝关节、髋关节伸直。

2.功能锻炼方法

（1）防止肩关节僵硬：患者平卧于床上，两手相握，肘部保持伸直，以健侧手牵拉患侧肢体向上伸展，越过头顶，直至双手能触及床面。

（2）防止前臂伸肌挛缩：患者仰卧，屈膝，两手互握，环抱双膝，臀部稍用力伸展，使双肘受牵拉而伸直，臂也受牵拉伸展，重复做这样的动作，也可以只屈患侧腿，另一腿平置于床上。

（3）保持前臂旋转：患者坐在桌旁，两手掌心相对，手指互握，手臂伸直，身体略向患侧倾斜，以健侧手推动患侧手外旋，直至拇指能触及桌面。反复锻炼，逐渐过渡到两手手指伸直对合，健侧手指能使患侧拇指接触桌面。

（4）保持手腕背屈：患者双肘支撑于桌面，双手互握，置于前方，健侧手用力按压患侧手，使患侧手腕充分背屈。

（5）防止腕、指、肘屈肌挛缩：患者站立于桌前，双手掌对合，手指交叉互握，将掌心向下支撑于桌面，然后伸直手臂，将体重施加于上，使手腕充分背屈，屈肌群受到牵拉伸展；或坐于椅上，用健侧手帮助患侧手腕背屈，掌心置于椅面，并将蜷曲的患指逐一伸直，然后以健侧手保持患肢伸直，稍倾斜身体，将体重施加于患肢。

（6）防止跟腱缩短和脚趾屈曲：将一条毛巾卷成一卷，放在患肢脚趾下，使患者站立起来，用健侧手按压患肢膝盖，尽量使足跟触地。患者站稳后，护理人员帮助其抬起健侧腿，让患肢承受体重，并反复屈曲膝关节。

（7）保持患臂水平外展：患者平卧，两手相握，向上举过头顶，然后由助手抓住患臂，保持伸直并慢慢水平移动，直至手臂平置于床面上，掌心向上，患肢与身体成90°；再将其拇指拉直、外展，并将其余患指伸展。在锻炼时，患者背部垫枕头，可增强锻炼的效果，同时还可以使胸椎保持伸直。

（8）桥式运动：患者取仰卧位，膝关节屈曲，双足底平踏在床面上，用力使臀部抬离床面。助者可用下述方法帮助患者完成该动作：用一只手掌放于患侧膝关节的稍上方，在向下按压膝部的同时向足前方牵拉大腿；另一只手帮助臀部抬起。随着患者的进步，助者可在逐渐减少帮助的同时，要求患者学会自己控制活动，不能让患侧膝关节伸展或向侧方倾倒。

五、护理难点

功能锻炼依从性差：中风患者致残率高，恢复时间长且效果显现慢，心理难以承受导致依从性差。

解决思路：

（1）向患者及家属讲解疾病的发生发展及转归，使其了解早期进行康复锻炼的重要性和必要性。

（2）护士多与患者沟通交流，制订可行的康复训练计划和分阶段目标，积极指导康复锻炼。

（3）鼓励病友间沟通、交流，争取亲友等社会支持。

六、护理效果评价

中风（脑梗死恢复期）中医护理效果评价表见附录1。

第二节 项痹（神经根型颈椎病）中医护理方案

一、常见证候要点

（1）风寒痹阻：颈、肩、上肢窜痛麻木，以痛为主，头有沉重感，颈部僵硬，活动不利，恶寒畏风。舌淡红，苔薄白，脉弦紧。

（2）血瘀气滞：颈肩部、上肢刺痛，痛处固定，伴有肢体麻木，舌质暗。

（3）痰湿阻络：头晕目眩，头重如裹，四肢麻木，纳呆。舌暗红，苔厚腻，脉弦滑。

（4）肝肾不足：眩晕头痛，耳鸣耳聋，失眠多梦，肢体麻木，面红目赤，舌红少苔。

（5）气血亏虚：头晕目眩，面色苍白，心悸气短，四肢麻木，倦怠乏力。舌淡苔少，脉细弱。

二、常见症状／证候施护

（一）颈肩疼痛

（1）观察疼痛诱因、性质、部位、持续时间与体位的关系，做好疼痛评分。

（2）慎起居、避风寒，防风寒阻络致经脉不通，引发疼痛。

（3）配合医师行颈椎牵引，及时评估牵引效果及颈肩部疼痛情况。

（4）遵医嘱行中医定向透药、中药封包、拔火罐等治疗。痛点处可行穴位贴敷治疗，可选取大椎、颈夹脊、风池、阿是穴等穴予以穴位贴。

（5）针灸治疗：针灸是项痹的常用治疗方法，有舒筋通络、行气活血之效等。

（6）颈部推拿治疗。

（6）根据疼痛规律，对夜间疼痛甚者，适当增加中药塌渍、中药热奄包、牵引等治疗次数。

（7）遵医嘱正确应用镇痛药，并观察用药后反应及效果。

（二）眩　晕

（1）评估眩晕的性质、发作或持续时间，以及与体位改变的关系。

（2）避免诱发眩晕加重的姿势或体位。

（3）做好防护，患者外出时应有人陪同，动作应缓慢，避免快速转头、低头，防止跌倒。

（4）指导患者正确佩戴颈托，并防止外伤及落枕。

（5）遵医嘱给予耳穴贴压（耳穴埋豆）、中药离子导入等治疗。

（6）加强患者颈肩部肌肉的锻炼，在工间或工余时，让其做头及双上肢的前屈、后伸及旋转运动，这样有利于颈段脊柱的稳定性。

（三）肢体麻木

（1）评估肢体麻木范围、性质、程度及与体位的关系。

（2）指导患者主动活动麻木肢体，可用梅花针或指尖叩击、拍打、按摩麻木部位，减轻或缓解症状。

（3）注意肢体保暖。

（4）遵医嘱给予理疗、电针、刮痧等治疗，避免烫伤或意外损伤。

（5）遵医嘱行颈椎牵引，及时巡视观察患者有无不适，如有麻木加重，告知医师，适当调整牵引角度、重量、时间等。

（四）颈肩及上肢活动受限

（1）评估活动受限的范围和患者生活自理能力。

（2）患者生活用品放置应便于取用。

（3）指导协助患者进行正确的体位移动，按摩活动受限肢体，提高患者舒适度。

（4）指导并协助四肢关节功能锻炼，防止肌肉萎缩。

（5）遵医嘱进行隔物灸、中医定向透药治疗、物理治疗等，注意防止烫伤。

（五）不　寐

（1）确保患者枕头高度适宜，避免颈部悬空。

（2）保持病房安静、整洁，通风良好。

（3）让患者睡前服热牛奶，按摩其双侧太阳穴，印堂穴，使其听舒缓轻音乐，不宜饮浓茶或咖啡。

（4）遵医嘱行开天门、耳穴贴压（耳穴埋豆）等治疗。

（5）选用失眠药贴贴敷于前额印堂处。

（6）中药浴足可以减轻疲劳，温经通络，安心宁神。

（7）遵医嘱应用镇静安神药物，并观察用药后反应及效果。

（8）因夜间疼痛影响睡眠时可给予颈椎小重量持续牵引。

三、中医特色治疗护理

（一）手法治疗的护理

1. 松解类手法的护理

（1）治疗前向患者讲解松解手法治疗的目的及注意事项。

（2）嘱患者放松，协助患者摆放体位。

（3）治疗过程中，注意观察患者的面色和反应，询问有无眩晕、恶心等不适。

（4）治疗结束后协助患者卧床休息半小时。

2. 整复类手法的护理

（1）治疗前告知患者和家属相关注意事项，以与其良好配合。

（2）治疗过程中，嘱患者颈部自然放松，配合固定体位。

（3）观察患者面色和反应，询问有无胸闷、眩晕、恶心等不适，必要时停止治疗，并给予吸氧或药物治疗。

（4）手法整复后颈部制动，平卧位小重量持续牵引6～24 h，牵引过程中注意观察患者反应，如有不适及时停止牵引或调整牵引的重量或角度。

（5）整复位后下床时要佩戴颈托，教会患者正确使用颈托，改变患者体位时动作要缓慢，给予协助和保护，防止跌倒。

（二）佩戴颈托的方法及注意事项

（1）选择合适型号和材质的颈托。颈托的大小、高低要适宜，松紧以能放入2个手指为宜。高度为限制颈部活动，保持平视为宜。

（2）使用时应注意观察患者的颈部皮肤状况，防止颈部及耳郭、下颌部皮肤受压，必要时可在颈托内衬垫小毛巾、软布等，定时清洁颈托和局部皮肤。

（3）起床时，先将前托放置好位置（将下颌放在前托的下颌窝内），一手固定前托，一手放置患者颈枕部，扶患者坐起，将后托放置好（一般长托在下），调节松紧度，固定粘扣。

（4）患者由坐位变到平卧位时，先松开粘扣，去掉后托，一手扶持前托，一手放置患者颈枕部，协助患者躺下，去掉前托，调节好枕头位置及高度。

（5）颈托佩戴时间，一般以2～3周为宜，一般整复后第1周内全天佩戴（睡觉时去除），第2周间断佩戴，不活动时可去除颈托，活动时佩戴，第3周坐车及颈部剧烈活动时佩戴。

（6）佩戴颈托时须配合颈部肌肉锻炼，以保持颈部的稳定性。

（三）运动疗法

（1）急性期颈部制动，避免进行功能锻炼，防止症状加重。

（2）缓解期或手法整复2～3 d后指导患者在颈托保护下行颈部拔伸、项臂争力、耸肩、扩胸等锻炼。

（3）康复期及手法整复1周后可间断佩戴颈围，开始进行仰首观天、翘首望月、项臂争力等锻炼，每天2～3次，每次2～3组动作，每个动作10～15次。

（4）康复后要长期坚持做耸肩、扩胸、项臂争力、颈部的保健"米字操"等锻炼，保持颈部肌肉的强度及稳定性，预防复发。

（5）眩晕的患者慎做回头望月、保健"米字操"等转头动作，或遵医嘱进行。

（6）各种锻炼动作要缓慢，以不疲劳为度，要循序渐进。

附几种功能锻炼方法：

①拔项法：吸气时头顶向上伸展，下颌微收，双肩下沉，使颈部后方肌肉紧张用力，坚持3 s，然后呼气放松。

②项臂争力：两手交叉，屈肘上举，用手掌抱颈项部，用力向前，同时头颈

尽量用力向后伸，使两力相对抗，随着一呼一吸有节奏地进行锻炼。

③仰首观天：双手叉腰，先低头看地，闭口使下颌尽量紧贴前胸，停留片刻，然后头颈仰起，两眼看天，仍停留片刻，反复进行。

④回头望月：头部转向一侧，头顶偏向另外一侧，双眼极力向后上方观望，如回头望月状，坚持片刻，进行对侧锻炼。

⑤保健"米字操"：身体直立，双手自然下垂，挺胸、抬头，目视前方，颈部向左侧屈，吸气，复原时呼气，再向右侧屈。颈前屈，下颌贴胸。颈后伸到最大限度。头向左斜上方摆动至最大限度，再向右斜上方摆动至最大限度，配合呼吸。向左斜下方摆头至最大范围，再向右斜下方摆动至最大范围。整个过程就像头部在写出一个"米"字的感觉。

（四）枕颌带牵引的护理

（1）牵引治疗前告知患者和家属牵引的目的和注意事项，取得配合。

（2）枕颌带牵引分坐位和卧位，根据病情选择合适的牵引体位和牵引角度（前屈、水平位、背伸位）、重量、时间。

（3）根据牵引角度调节枕头高度，保持有效的牵引力线，颈部不要悬空。

（4）牵引过程中观察枕颌带位置是否舒适，耳郭有无压迫，必要时下颌或面颊部可衬垫软物；男患者避免压迫喉结，女患者避免头发压在牵引带内。

（5）牵引时颈部制动。

（6）疼痛较甚的患者去除牵引时要逐渐减轻重量，防止肌肉快速回缩。必要时可小重量持续牵引。

（7）牵引过程中加强巡视，观察患者有无疼痛加重、头晕、恶心、心慌等不适，并根据情况及时报告医师处理。

（8）牵引结束后，颈部应制动休息 10～20 min，同时做好记录。

（五）各种针刺、小针刀、封闭、穴位注射等治疗

（1）治疗前询问患者有无晕针史，告知治疗的目的及注意事项。

（2）嘱患者放松，配合医师摆放合适体位，选择穴位，暴露治疗部位。

（3）治疗时密切观察患者面色，询问患者有无不适，如患者出现面色苍白、出冷汗、心慌等不适，及时停止治疗，给予处理。

（4）治疗结束后注意观察局部有无出血、血肿等，注意局部保暖，12 h内避免洗澡。

（5）有晕针史、酒后、饥饿、情绪紧张时不宜进行治疗。有糖尿病、高血压要慎用该治疗。

（六）特色技术

（1）隔物灸。

（2）中医定向透药。

（3）中药封包治疗。

（4）火熨术。

（5）耳穴压豆。

（6）刮痧。

（7）拔火罐。

（8）中药浴足

（七）物理疗法的护理

（1）电疗、磁疗、超声波等物理治疗前评估患者皮肤情况，讲解治疗的目的及注意事项，取得患者配合。

（2）电疗仪电极片要和皮肤紧密接触，必要时用固定带、沙袋固定。

（3）治疗时要及时询问患者感觉情况，及时调整电流的大小。治疗过程中忌中断电源，防止瞬间电流击伤患者。

（4）治疗结束后观察患者皮肤情况，如有红肿、水疱要及时观察处理。

（5）进行磁疗法时，护理人员不要携带金属物品，选择合适的部位。

（6）运用微波炎症治疗仪进行治疗时要与患者保持有效的照射距离，询问患者感受，观察局部皮肤情况，防止烫伤。

（八）围手术期的护理

1. 术前护理

（1）做好术前宣教，告知手术注意事项及相关准备工作，取得患者的配合，术前戒烟。

（2）前路手术术前 3～5 d 开始气管推移训练，用食指、中指及环指将气管自右向左推或拉，使气管超过正中线，牵拉的时间为 5～10 min/ 次，逐渐增加至 30～40 min/ 次，3～4 次 /d，且要确保患者不发生呛咳。

（3）指导患者进行深呼吸及有效的咳嗽练习，练习床上排大小便。

2. 术后护理

（1）术后注意观察伤口有无渗血及四肢感觉运动情况。

（2）根据不同的麻醉方式，指导患者进食，如进食半流易消化食物。

（3）卧床期间预防并发症。

（4）术后功能锻炼：肢体感觉恢复后指导患者做握拳、足趾背伸等小关节活动，48 h 后指导其做被动的直腿抬高活动，72 h 后指导患者主动锻炼，以肌训练为主，如上肢手抓拿、下肢的抬高、伸屈活动等。

（5）3 周后，在颈部固定良好的前提下，协助患者下床活动。下床顺序：平卧（带好颈围）→床上坐起→床边立→有人协助离床→自己行走。要使患者保持头部中立位，防止突然转动头部发生意外。

四、健康指导

（一）体位指导

（1）急性期卧床制动，头部前屈，枕头后部垫高，避免患侧卧位，保持上肢上举或抱头等体位，必要时在肩背部垫软垫，进行治疗或移动体位时动作要轻柔。

（2）缓解期可适当下床活动，避免快速转头、摇头等动作，适当佩戴颈托；卧位时保持头部中立位，枕头水平。

（3）康复期可下床进行肩部、上肢活动，在不加重症状的情况下逐渐增大活动范围。

（二）生活起居

（1）避免长时间低头劳作，伏案工作时，每隔 1～2 h，活动颈部，如仰头或将头枕靠在椅背上或转动头部。

（2）座椅高度要适中，以端坐时双脚刚能触及地面为宜。

（3）避免长时间半卧在床头，屈颈斜枕看电视、看书。

（4）睡眠时应保持头颈部在一条直线上，避免扭曲，枕头长要超过肩，不宜过高，为握拳高度（平卧后），枕头的颈部稍高于头部，可以起到良好放松作用，避免颈部悬空。

（5）注意颈部保暖，防风寒湿邪侵袭。

（6）及时防治如咽炎、扁桃体炎、淋巴腺炎等咽喉部疾病。

（7）乘车、体育锻炼时做好自我保护，避免头颈部受伤。开车、乘车注意系好安全带或扶好扶手，防止急刹车颈部受伤等，避免头部猛烈扭转。

（三）饮食指导

（1）风寒痹阻：宜进祛风散寒温性食物，如大豆、羊肉、狗肉、胡椒、花椒等。食疗方：鳝鱼汤、当归红枣煲羊肉等。忌食凉性食物及生冷瓜果、冷饮，多食温热茶饮。

（2）血瘀气滞：宜进食行气活血，化瘀解毒的食品，如山楂、白萝卜、木耳、芹菜、生姜、大蒜等。食疗方：醋泡花生、白萝卜丝汤等。避免煎炸、肥腻、厚味。

（3）痰湿阻络：宜进健脾除湿之品，如山药、薏苡仁、赤小豆等。食疗方：冬瓜排骨汤等。忌食辛辣、燥热、肥腻等生痰助湿之品。

（4）肝肾不足：①肝肾阴虚者宜进食滋阴填精、滋养肝肾之品，如枸杞子等。药膳方为虫草全鸭汤，忌辛辣香燥之品。②肝肾阳虚者宜进食温壮肾阳，补精髓之品，如黑豆、核桃、杏仁、腰果等。食疗方为干姜煲羊肉，忌生冷瓜果及寒凉食物。

（5）气血亏虚：宜进食益气养阴的食品，如莲子、红枣、桂圆等。食疗方为桂圆莲子汤，大枣圆肉煲鸡汤等。

（四）情志护理

（1）向患者介绍本疾病的发生、发展及转归，取得患者理解和配合，使之建立积极的情志状态。

（2）介绍成功病例，帮助患者树立战胜疾病的信心，责任护士要多与患者沟通，了解其心理状态，及时予以心理疏导。

（3）使患者保证充足的睡眠，保持愉悦的心情。

（4）指导患者倾听五音中的商调音乐，抒发情感，缓解紧张焦虑的心态，以调理气血，确保阴阳平衡。

（5）给患者必要的生活协助，鼓励家属参与，让亲朋好友都给予情感支持。

（6）鼓励病友间相互交流治疗体会，以提高其对护理相关认知，增强治疗信心。

（7）针对有情绪障碍者，必要时请心理咨询医师治疗。

五、护理难点

枕头高度和枕头位置影响颈椎牵引的角度。

解决思路：研制一种可调式颈椎治疗枕，在充分评估患者病情后确定枕头的高度和位置，这样更加容易掌握，避免操作者因个人操作习惯影响治疗效果。

六、护理效果评价

项痹病（神经根型颈椎病）中医护理效果评价表见附录 2。

第四章　常见疾病的护理

本章主要讲述常见疾病的护理，从八个方面进行介绍，分别是脑梗死的护理、肩手综合征的护理、脑胶质瘤的护理、糖尿病的护理、气管切开的护理、腰肌劳损的护理、腰背肌筋膜炎的护理。

第一节　脑梗死的护理

一、概　念

脑梗死又称缺血性脑卒中，是一种脑部血液循环障碍，由缺血、缺氧导致的局限性脑组织缺血性坏死或软化。

二、病　因

各种原因导致的颅内及颈部大动脉粥样硬化。可分为大动脉粥样硬化、心源性栓塞、小动脉闭塞以及脑分水岭梗死等。

（一）大动脉粥样硬化

大动脉粥样硬化发病机制主要包括血栓形成、动脉栓塞、载体动脉病变堵塞穿支动脉及低灌注。

（二）心源性栓塞

心源性栓塞主要病因包括心房颤动、心房扑动、心脏瓣膜病、人工心脏瓣膜、感染性心内膜炎、心肌梗死、心肌病、心力衰竭、心脏黏液瘤等。

（三）小动脉闭塞

主要为高血压引起的脑部小动脉玻璃样变、动脉硬化性病变及纤维素样坏死，少部分由糖尿病引起的微血管病变引起小穿支动脉粥样硬化、血管炎及遗传性疾病等也可导致小穿支动脉闭塞。

（四）脑分水岭梗死

主要病因为边缘带小动脉缺血，常见于各种原因引起的休克、麻醉药过量、降压药使用不当、心脏手术合并低血压及严重脱水。

三、临床表现

（一）头　痛

头痛突然加重或由间断性头痛变为持续性剧烈头痛。一般认为，头痛、头晕多为缺血性脑梗死的先兆，而剧烈头痛伴恶心、呕吐则多为出血性脑梗死的先兆。

（二）一过性黑矇

一过性黑矇是指正常人突然出现眼前发黑，看不见物体，数秒或数分钟即恢复常态，既没有恶心、头晕，也无任何意识障碍。这是因视网膜短暂性缺血所致，提示颅内血流动力学改变或微小血栓暂时性堵塞视网膜动脉，为脑血管病的最早报警信号。

（三）短暂性视力障碍

表现为视物模糊，或视野缺损，看东西不完整，这种现象多在1 h内自行恢复，是较早脑梗死的预报信号。

（四）语言与精神改变

指发音困难，失语，写字困难；个性突然改变，沉默寡言，表情淡漠或急躁多语，烦躁不安，或出现短暂性的判断或智力障碍，嗜睡。

四、辅助检查

（一）血液化验及心电图检查

心电图、血常规、凝血功能、血糖、血脂、肾功能及电解质等，有利于及时发现危险因素。

（二）神经系统检查

神经系统检查的类型视不同个体、年龄及其他因素而不同，进行相对简单的测试，用来判断肌肉、运动、健康状况及感官功能的好坏。

（三）颅脑 CT

患者接受 CT 检查时，不要佩戴金属耳环、耳钉、项链等饰品。头颅 CT 平扫为脑梗死的首选影像学检查方法，有利于早期脑梗死与脑出血的鉴别。

（四）颅脑 MRI

脑梗死发病数小时后，可显示 T_1 低信号、T_2 高信号的病变区域。可发现脑干、小脑梗死及小灶梗死。但 MRI 的最大缺陷是诊断急性脑出血不如 CT 灵敏。

（五）超声检查

超声检查可发现颅内大动脉狭窄、闭塞，评估侧支循环及监测微栓子，评估脑血液循环状况。可显示动脉硬化斑块、血管狭窄及闭塞。

五、临床护理

（一）饮食指导

指导患者饮食要有节制，不宜过饱。选用低盐低胆固醇、适量碳水化合物、丰富维生素的饮食。限制患者食盐的摄入量；使之少食动物脂肪、奶油、蛋黄等食物，防止肥胖和高胆固醇血症；忌食辛辣，戒烟酒，有利于降低脑梗死的发病率。吞咽困难者取坐位或头高健侧卧位，给予流质或半流质易消化饮食，缓慢进食，防止呛咳；有意识障碍不能进食者，应尽早给予鼻饲饮食。

（二）心理指导

患者常因语言障碍、肢体瘫痪、大小便失禁、生活不能自理而抑郁、烦恼，心理负担过重。护理人员应多加关心体贴患者，主动介绍住院环境，使其尽快适应。护理人员要向患者及家属介绍本病的病因、临床表现、治疗护理措施、预后等情况，使其消除紧张恐惧心理，鼓足勇气积极配合治疗。

（三）生活指导

1. 加强皮肤护理

脑梗死患者常有轻重不等的肢体瘫痪，因而长期卧床，对其加强皮肤护理尤为重要。患者取平卧位头偏向一侧或侧卧位。对有意识障碍、烦躁不安者应加床挡，必要时可用约束带加以保护。每2h定时翻身，并对受压部位做轻度按摩。床褥要保持平整、干燥。搬动患者时，应将患者抬离床面，不可拖拉，以免擦破皮肤。

2. 排便的护理指导

患者要保持大便通畅，养成每日排便的良好习惯。对于便秘者，可适当给予缓泻剂，避免排便时过度用力加重心脑负担。在促进肢体功能恢复的患者卧床休息期，为预防肢体肿胀，患肢可垫高以促进静脉血液回流；为防止足下垂，肢体应保持功能位。

第三节　肩手综合征的护理

肩手综合征（RSD）是指患者患手突然浮肿疼痛及肩关节疼痛，并使手功能受限。因疼痛较重并发挛缩，成为康复的阻碍因子。引起肩手综合征的疾病有脑卒中，心肌梗死，颈椎病，上肢外伤，截瘫，肺疾病，肩关节疾病，还有原因不明者。可以是原发的，也可由不同因素促发，如轻微的周围神经损伤及中枢神经障碍，急性卒中和脊髓损伤，内分泌疾病和心肌梗死都可引起RSD。RSD是引起残疾的主要原因，它通常影响一个肢体，但也可影响多个肢体或身体的任何部分，仅有1/5的患者能够完全恢复以前的活动。

一、发病机制

（1）目前认为，无论病因为何，均影响自律交感神经，造成末梢神经血管障碍。

（2）潜在的其他因素：伴发关节退行性变，肩关节微小损伤，长期不运动造成的失用性萎缩，血管神经反射异常。

二、临床表现

临床表现包括节段性疼痛、浮肿、血管功能障碍、ROM 受限及活动后症状及体征。

三、临床经过

第 I 期（早期）：患手骤然出现肿胀，水肿以手背明显，包括掌指关节和手指，皮肤皱纹消失，水肿处柔软膨隆，向近端止于腕关节，看不清手上的肌腱。手的颜色发生变化，呈粉红或淡紫色，尤其是患臂垂于体侧时更明显，手温热，有时呈潮湿状，指甲较健侧白或无光泽。关节活动度受限，手被动旋后受限，并常感腕部疼痛；腕背伸受限，当被动增加背伸活动度时及做手负重活动时均可出现疼痛；掌指关节屈曲明显受限，看不见骨性隆凸；手指外展严重受阻，双手越来越难以叉握到一起；近端指间关节强直肿大，只能微屈，不能完全伸直，若被动屈曲，则出现疼痛；远端指间关节伸直位，不能或只能微屈，若被动屈曲，则出现疼痛并受限。

第 II 期（后期）：若早期没有进行正确的治疗，症状会越来越明显，疼痛加重，直至不能忍受任何对手和手指的压力。X 射线检查可出现骨质的变化。在背侧腕骨连接区的中部，出现明显坚硬的隆凸。

第 III 期（末期或后遗症期）：未治疗的手变成固定的典型畸形，水肿和疼痛可完全消失，但关节活动度则永久丧失。

四、辅助检查

肩手综合征可进行的检查有手部 X 射线检查、核素三时相骨扫描、诊断性交感神经阻滞法、酚妥拉明试验等。

（一）手部 X 射线检查

手部 X 射线检查可见手腕部出现骨斑片状脱钙和软组织水肿以及骨膜下洞孔和隧道形成。

（二）核素三时相骨扫描

该检查优于手部 X 射线检查，扫描显示受累部位的核素明显高于正常组织部位的核素。

（三）诊断性交感神经阻滞法

该检查可用来判断阻滞效果，对该病的诊断具有一定的帮助。该病患者可能会出现阻滞侧指温大于或等于 35℃，颈交感神经麻痹综合征以及暂时性疼痛减轻。

（四）酚妥拉明试验

将酚妥拉明静脉滴注入人体，测量血压的变化以及自发性疼痛减轻的情况。

五、治疗方法

（1）口服药物止痛：常用药物有类固醇皮质激素、二甲硫氧化物、Calcitonin（降钙素）、非甾体抗炎药、三环抗抑郁药等。

（2）星状神经节阻滞治疗和高位胸交感神经切断术。

（3）物理治疗：冷热水浴、旋涡浴、蜡疗、按摩、经皮神经电刺激（TENS）、超声、生物反馈、针灸等。

（4）中医治疗：针灸、外敷双柏散、温通拨筋罐、火龙罐、艾灸等。

（5）截肢：仅在肢体无功能、有严重的炎症或不可忍受的疼痛的 RSD 患者中进行。

六、护　理

（一）心理护理

脑卒中患者多伴有异常心理状态，主要表现为：由于疾病的影响对生活失去信心，压抑自己的情感，易出现紧张、担心、疑虑等情绪，过多依赖家人及护士，缺乏独立性。因此，正确的心理护理对患者康复显得非常重要。护理人员在工作中要鼓励患者表达情绪，分享他们的恐惧与担心。

（二）康复护理

加强对肩手综合征的康复治疗和护理，促进患者上肢功能、手功能、手指功能和日常生活活动能力（ADL）的康复至关重要。

1. 良肢位的摆放

无论患者处于何种体位，均要注意良肢的正确摆放，避免长时间手下垂，避免腕部屈曲，减轻及消除患者手部的肿胀。保证患者每天 24 h 腕关节背屈，手指伸直并外展。如果患者患手肿胀明显，可采用上翘夹板使腕关节保持背屈位，以利于静脉回流。

坐位时，其上肢要置于身前桌子上，保持腕关节背屈。当患者坐轮椅在医院内活动时，应在轮椅上放一桌板，或保证患者的手不悬垂在一边。

仰卧位时，患者患侧肩胛骨下方要垫上枕头，患侧的下肢也要垫上枕头，掌心向上，呈伸展状；患者的患侧上肢也要伸直，有支撑，保持掌心向前伸位；患侧卧位时，患者的患侧上肢要伸直、掌心向健侧、肩胛骨要前伸。

早期应适当应用肩吊带，以防肩关节脱位，并应防止肩关节的过度牵拉。

2. 患肢疼痛、肿胀护理

（1）疼痛护理：①早期关节活动：肩手综合征患者由于患肢疼痛明显，常常拒绝医务人员特别是护理人员接触其患肢，但是关节的早期活动（在无痛或者微痛范围内），可以防止因制动引起关节粘连性病变，减缓肩手综合征的临床进程，因此，要鼓励和引导患者早期进行关节活动。②正确使用肩托（肩围）：这样可以减轻患者因体位变动引起的剧烈肩痛，有助患者进行自主活动。注意不活动时或夜间须脱下肩托，防止阻碍淋巴及静脉回流，加重水肿及疼痛。

（2）肿胀护理：①向心性按摩：对患侧的手每日进行向心性按摩，程序是逐个手指从指尖到掌指关节进行按摩，等每一个手指都按摩好后，再从掌指关节向腕关节按摩，每日 2 次，长期坚持。注意在进行患肢按摩时手法要轻，特别是关节突起处，避免损伤。②向心性缠绕：对肿胀的患手用 1 根粗 1~2 mm 的细线做向心性缠绕，方法是从指尖开始缠绕，绕至患者的掌指关节。压力从指尖开始逐渐减小，形成一个压力梯度，有助于患者的手部水肿的消退。③冰水浸泡治疗：冰疗有止痛、解痉及消肿的效果。方法：将患者的手侵入冰水混合的桶内。冰与水的理想比例为 2 : 1。每次浸泡 10～15 min，治疗者的手和患者的手同时在冰水中，以确保患者的耐受时间，避免冻伤。

3. 保护患肢

患肢由于深、浅感觉减退，容易误伤，因此，保护好患肢在康复过程中占有重要的作用。

（1）入院时做好健康宣教，住院期间定时检查患肢情况，患肢下使用软性撑托物，患肢附近避免放置锐性器具。

（2）尽量避免在脑卒中患侧肢体进行侵袭性或者损伤性操作，如输液、抽血、留置导管等。

（3）翻身或者转移时禁止牵拉患肢，护士帮患者进行翻身时不应过度牵拉患侧前臂，两手可分别置于骨盆及肩胛带处。患者身体不稳时应注意不可牵拉患侧前臂，避免患肢骨折或脱臼。

4. 主、被动关节活动训练指导

早期运动的介入对肩手综合征的预防相当重要，病情稳定后，早期的被动、主动运动应尽早介入。尤其是肩关节外展、外旋和腕、指关节屈伸。

（1）被动运动：主要包括仰卧位肩关节屈曲运动、肩关节外展运动、肩关节内外旋转运动、肘关节屈伸运动、前臂的旋前旋后运动、腕关节屈伸及侧偏运动和掌指关节屈伸运动、拇指运动等。

（2）主动运动：主要是 Bobath 握手运动疗法，依靠患者自己的健手帮助患肢进行各关节活动度训练，可在不同体位下进行。进行各种运动时，早期从小强度运动量开始，后根据情况逐渐增加活动量。运动时不应引起疼痛，在疼痛和水肿消除之前，不要做伸肘负重练习，因为这些活动可加大肩手综合征的发生概率。在运动时应避免任何能诱发疼痛的活动和体位。

（三）中医治疗护理

1. 针灸护理

针刺前先评估患者一般生理状况，进行血常规、凝血功能检查。治疗前排空大小便，取平卧位，告知患者针刺时感觉酸、麻、胀、肿是正常现象，不必惊慌，密切配合，这样可以提高针刺的疗效。指导患者针刺期间勿乱动，避免晕针、折针，一旦发生晕针，即停止操作，予糖水饮服，或指掐人中穴，并安慰患者，注意保暖。留针期间护理人员应加强观察，经常询问患者，倾听患者主诉，以便及时处理。针刺后告诉患者若有瘀血或酸痛，不必担心，这是正常现象，会自行吸收或消失。

2. 外用中药护理

可以外敷双柏散。患者取平卧位，暴露患处，冬天注意保暖。用温水清洁患处后，将制作好的双柏散均匀地平摊在棉垫上，药厚度 3～5 mm，给患者试温，以不烫伤患者为宜，贴在患肢肿痛明显处 3～4 h，每日 1～2 次，药膏不能外溢，敷药范围比患处大 1～2 cm。敷药后注意观察患处情况，若出现红疹、瘙痒、水疱等过敏现象，及时报告医生，暂停使用。

3. 中药外洗护理

由于部分患者的患肢对温度、痛觉的感受性会减低，在配制外洗药液时温度要合适，避免烫伤皮肤，可先用健侧手试探水温，水温合适后再洗患肢。

4. 艾灸、拔罐护理

近几年艾灸、温通拨筋罐、火龙罐等治疗在肩手综合征中临床应用越来越多，疗效也比较显著，要注意治疗时患者对温度、痛觉的感受，避免烫伤。

第四节　脑胶质瘤的护理

一、概　念

脑胶质瘤是颅内较为常见的原发性脑肿瘤，主要由正常细胞突变而来，并逐渐生长失控。脑胶质瘤以中老年人多见，65 岁以上人群的发病率近年来明显增高，男性患者多于女性，典型症状为头痛、癫痫和局灶性功能障碍。

二、病　因

引发脑胶质瘤的病因尚不明确，可能与多种危险因素有关，如基因遗传突变、肿瘤、电离辐射、感染、长期接触化学物质（如亚硝基化合物）等。据目前研究，可确定的危险因素为暴露于高剂量电离辐射与罕见的基因遗传突变两种。伴有先天基因缺陷或发生基因变异者，其子女发生脑胶质瘤的概率比普通人高许多。

三、临床表现

脑胶质瘤的症状表现与肿瘤的大小、位置以及生长速度有关，主要表现为头痛、癫痫、局灶性功能障碍等。随着病情的恶化，患者可出现颅内压升高、认知功能障碍等并发症。

（1）头痛：较为常见，有超过一半的患者在就诊时呈现此症状，主要表现为头部钝痛或跳痛，并且呈持续性、进行性加重。

（2）癫痫：主要为局灶性癫痫发作和全面性癫痫发作。

（3）局灶性功能障碍：与肿瘤位置有着密切关系，表现为肢体无力、感觉丧失或减退、失语、视力模糊等。

（4）脑功能下降：患者可表现为精神不振、乏力、记忆力下降、困倦等。

（5）性格改变：患者可因持续性剧烈头痛而情绪易怒、人格改变。

（6）认知功能障碍：如视力模糊、失语等。

四、并发症

（1）脑积水：脑胶质瘤的生长可引起颅内压升高，从而导致脑脊液流出受限，引发脑积水。

（2）认知功能障碍：脑胶质瘤可导致认知功能障碍，常表现为精神不振、困倦以及类似于抑郁症的表现。

五、辅助检查

CT 检查：对患者进行脑部 CT 检查，主要应用于急症患者，可见脑内低密度的病变，可帮助医生辨别脑胶质瘤的类型。

MRI 检查：在显示脑组织解剖结构方面比以往任何设备都要优越，一般作为诊断脑胶质瘤的首选手段。

立体定向活检：适用于影像表现不典型或无法手术的患者，该方法可以获取病变组织，是确诊脑胶质瘤最权威的检查。

诊断标准：通过脑胶质瘤的典型症状，如头痛、恶心、呕吐、癫痫等进行初步诊断，继而通过 CT、MRI 及活检等方法确定脑部是否存在胶质瘤，且可明确脑胶质瘤的大小、类型、位置及生长程度。

六、临床护理

（一）体 位

麻醉未清醒或有休克情况应取平卧位，头转向一侧，面部稍向下；患者清醒后，抬高其床头 15°～30°，针对去颅骨者，保持颅骨缺损处免受压。

（二）饮食护理

术后第 1～2 天按医嘱开始进食流质，注意进食时避免呕吐或呛咳现象，防止误吸；第 2～4 天改为半流质饮食，以后根据患者情况给予普通饮食。昏迷患者按医嘱给予鼻饲。高热时患者宜食用高蛋白、富含维生素流质饮食。

（三）病情观察

（1）每小时观察意识、瞳孔、生命体征、肌力 1 次，注意有无头痛、头晕、恶心、呕吐、癫痫发作等，发生变化随时记录，必要时进行床边持续心电监护。

（2）观察尿量的变化，准确记录出入量，保持其身体的水、电解质平衡。

（3）密切观察伤口有无渗血，如有外渗或切口处皮下肿胀，及时通知医生。

（4）妥善固定引流装置，防止脱落，保持引流通畅，观察引流液的颜色、性质和量并做好记录。

第五节　糖尿病的护理

一、概　念

糖尿病（diabetes mellitus，DM）是由遗传和环境因素相互作用而引起的一组以慢性高血糖为特征的代谢性疾病。因胰岛素分泌和（或）作用缺陷导致碳水化合物、蛋白质、脂肪、水和电解质等代谢紊乱。

二、分　型

1 型糖尿病：胰岛 B 细胞损伤致胰岛素绝对缺乏，多为自身免疫性疾病，病毒感染是重要环境因素。

2 型糖尿病：胰岛素抵抗伴胰岛素进行性分泌不足。

妊娠糖尿病：指在妊娠期间首次发生或发现的糖尿病或糖耐量减低。

三、病　因

糖尿病是由多种病因引起的代谢性疾病，一般表现为慢性高血糖，并且伴有糖、脂肪以及蛋白质代谢紊乱。一般糖尿病的发生与遗传因素、免疫因素等有关。

（1）遗传因素：遗传易感性基因主要分为两类，分别是糖尿病的致病基因与糖尿病的相关基因。这两类基因相互作用，导致胰岛功能异常，或胰岛素不能正常在人体内发挥作用，从而引起糖尿病。同时，糖尿病的遗传具有高度的异质性，不同类型以及不同家族的糖尿病，所涉及的基因差异较大。

（2）免疫因素：在多种因素的共同作用下，可出现自身免疫功能紊乱。这时，免疫系统可能会对胰岛细胞发起攻击，导致胰岛 B 细胞出现损伤甚至消失，因此使得胰岛素分泌减少。

（3）其他：1 型糖尿病可能与某些病毒感染有关，如风疹病毒、柯萨奇病毒等，也可能与化学因素直接损伤胰岛 B 细胞，诱导体内的免疫反应，使胰岛 B 细胞受到破坏有关。而 2 型糖尿病常见的危险因素为肥胖，尤其是腹型肥胖，常与营养过剩、体力活动不足、年龄较大等有关，这些因素促进糖尿病易感基因的表达，而引发糖尿病。

四、发病机制

（1）1型糖尿病的患者，它的发病机制主要是各种原因导致的胰岛 B 细胞的破坏，胰岛素分泌绝对不足，不能满足机体糖代谢的需要，从而出现了血糖的异常。所以，1型糖尿病的患者一旦确诊之后，需要长期依赖胰岛素治疗。一旦缺乏胰岛素，患者就可能出现酮症酸中毒等糖尿病急性并发症的情况。

（2）2型糖尿病的发病机制，绝大多数是和胰岛素抵抗有关，当然，遗传背景也是其中的一个方面。胰岛素抵抗会让胰岛素的作用效能下降，所以不能满足体内糖代谢的需要，进而使得血糖升高，从而引发了糖尿病。

（3）其他继发糖尿病的发病机制多种多样，其中包括胰腺疾病、肝脏疾病，或者是某些内分泌疾病，都会导致糖代谢的紊乱。妊娠期糖尿病是比较特殊的一种。

五、临床表现

糖尿病的典型症状为"三多一少"，即多尿、多饮、多食和体重下降，还可能会出现皮肤感染、乏力、视力变化等症状和临床表现，但很多早期患者常常没有任何症状或者症状较轻。随着病症的加深，糖尿病患者会逐渐出现多系统损伤，并出现与并发症相关的临床症状。

1型糖尿病多见于青少年，一般起病较急，在疾病得到诊断和治疗前表现为"三多一少"，即多饮、多尿、多食和体重下降，少数患者可能会以糖尿病酮症酸中毒昏迷或急腹症为首次发病表现。一般从起病之初就需要胰岛素治疗。也有部分成年患者起病缓慢，早期无明显的临床表现，需要借助血糖检测。

2型糖尿病以成年人多见，常在 40 岁以后起病，大多起病隐匿，半数患者早期无任何症状，很多患者因出现慢性并发症或在健康体检时发现患病，常有家族史。经常与肥胖症、血脂异常、高血压等疾病同时或者先后发生。随着我国青少年中肥胖患病率的增加，在 40 岁前发生糖尿病的人数逐渐增多。有些血糖明显增高的糖尿病患者还可能患有视力改变、皮肤感染、外阴炎（女性）、包皮炎（男性）、牙龈炎等。在糖尿病发病过程的早期，有些患者可有低血糖表现，即在餐后 3～5 h 后出现一系列的临床症状，如心慌、恶心、出冷汗、不自主抖动等。

六、并发症

当病情进展出现并发症时，会出现相应器官受损的症状。

（一）急性并发症

（1）糖尿病酮症酸中毒（DKA）：最常见，糖尿病代谢紊乱加重时，产生大量酮体，形成酮症酸中毒，出现恶心、呕吐、呼吸深快（Kussmaul 呼吸）、呼气有烂苹果味（丙酮味），血压下降，头痛、烦躁，后期脱水明显，尿少，皮肤干燥，血压下降，休克，昏迷至死亡。主要见于 1 型糖尿病。

（2）高渗高血糖综合征（HHS）：多见于 50～70 岁老人，约 2/3 发病前无糖尿病史或仅为轻症。起病时先有多尿，多饮，但多食不明显，或反而食欲减退，随病情逐渐加重，出现神经精神症状，表现为嗜睡，幻觉，定向障碍，偏盲，偏瘫等，最后陷入昏迷。主要见于 2 型糖尿病。

（3）糖尿病乳酸性酸中毒：主要是葡萄糖无氧酵解的产物乳酸在体内大量堆积导致。

（二）慢性并发症

（1）糖尿病大血管病变：是最严重而突出的并发症，主要表现为动脉粥样硬化，引起冠心病，心脑血管病，下肢疼痛，感染异常，间歇性跛行。

（2）糖尿病微血管病变：特异性并发症，典型改变为微循环障碍和微血管基底膜增厚，多发于视网膜、肾脏。①糖尿病肾病：多见于病史超过 10 年者，是 1 型糖尿病患者的主要死因。②糖尿病视网膜病变：多见于病史超过 10 年者，是糖尿病患者失明的主要原因之一。

（3）糖尿病神经病变：以周围神经病变最常见，通常为对称性，下肢较上肢严重，病情进展缓慢，患者常出现肢端感觉异常，如袜子或手套状分布，伴麻木、烧灼、针刺感，或如踏棉垫感，有时伴痛觉过敏，肢体疼痛，呈隐痛、刺痛，夜间及寒冷季节加重。

（4）糖尿病足：指与下肢远端神经异常和不同程度的周围血管病变相关的足部感染、溃疡和深层组织破坏。可分为神经性、缺血性和混合性。临床表现为足部溃疡和坏疽。

（5）感染：可引起全身各部位各种感染。

（6）低血糖：正常人血糖≤2.8 mmol/L 为低血糖判断标准，而糖尿病患者血糖≤3.9 mmol/L 就属于低血糖范畴。

七、辅助检查

（1）尿糖测定。尿糖阳性可为糖尿病判断提供重要线索。

（2）血糖测定。空腹及餐后 2 h 血糖升高是诊断糖尿病的主要依据，餐后 2 h 血糖＞11.1 mmol / L 和（或）空腹血糖＞7.0 mmol / L 即可诊断为糖尿病。

（3）口服葡萄糖耐量试验（OGTT）。适用于没有明显症状，但空腹或餐后血糖未达到糖尿病诊断标准的可疑糖尿病患者。试验于清晨进行，禁食至少10 h。试验日晨空腹取血后成人口服葡萄糖水（75 g 葡萄糖粉溶于 250 mL 水中），在 5 min 内服下。服后 30、60、120 min 时取分别静脉血测血糖。

（4）糖化血红蛋白测定。糖化血红蛋白测定可反映糖尿病患者近 2～3 个月内血糖水平。也是糖尿病患者近期病情监测的指标。

（5）血浆胰岛素和 C 肽测定。有助于了解胰岛 B 细胞储备功能。

八、护理措施

（一）饮食护理

饮食控制是糖尿病的基础治疗措施。合理的饮食有利于减轻体重，控制血糖和防止低血糖，改善脂代谢紊乱和高血压。教会患者根据自己的体重、身高、性别、运动量等情况计算饮食量，保证合理的营养，严格控制甜食，让其多吃纤维素的蔬菜，如青菜、芹菜等，避免进食高胆固醇食物，要根据血糖制订糖尿病饮食。

（二）运动护理

"生命在于运动"，任何人都需要运动，此病除应用药物和饮食疗法外，运动也尤为重要。首先，可以提高胰岛素的敏感性，改善血糖控制；其次，可以加速脂肪分解，减轻体重，改善脂代谢，有利于预防糖尿病心血管并发症；最后，可增强体力及免疫功能以及减轻患者压力和紧张情绪。糖尿病患者运动应因人而异，适可而止，循序渐进，持之以恒，以有氧运动为主，医疗步行是最佳方法，年青、体质好的可采用跑步、游泳、登山、打球、骑自行车等，年老体弱者可打太极拳或慢速步行，运动时间为 20～60 min，每周 3～5 次，运动最好选择在餐后 1 h 左右进行，运动时要随身携带糖块，出现低血糖时备用。

（三）用药指导

护理人员要向患者讲解药物的剂量、用法及用药后可能出现的不良反应，并介绍降糖药的餐前餐后服用的不同类型，联合用药更应小心谨慎。护理人员要告诉胰岛素治疗患者抽取胰岛素剂量必须准确，应在餐前半小时注射，必须按时进餐。护理人员要帮助患者了解胰岛素的种类、作用、特点、储存方法、注射方法及不良反应。不管患者是口服降糖药还是注射胰岛素护理人员均应定期监测血糖，根据血糖情况，由医生调整药物剂量。

第六节　气管切开的护理

一、概　念

气管切开术是指切开颈段气管，放入金属气管套管或硅胶套管，是解除喉源性呼吸困难、呼吸功能失常或下呼吸道分泌物潴留所致呼吸困难的常见手术。

二、适应证

（1）喉阻塞：喉部炎症、肿瘤、外伤、异物等引起的严重喉阻塞。

（2）下呼吸道分泌物潴留：各种原因（颅脑外伤，胸腹外伤及脊髓灰质炎等）所致下呼吸道分泌物潴留，为了吸痰和保持气道通畅，可考虑气管切开。

（3）预防性气管切开：咽部肿瘤、脓肿伴呼吸困难；对某些口腔、鼻咽、颌面、咽喉部大手术，为了进行全麻，防止术中及术后血液流入下呼吸道，保持术后呼吸道通畅；防止术后术区出血或局部组织肿胀阻碍呼吸，可施行气管切开。

（4）取气管异物：经内镜下钳取未成功，估计再取有窒息危险，或无施行气管镜检查设备和技术者，可经气管切开途径取出异物（很少）。

三、禁忌证

（1）张力性气胸者（插管闭式引流后可上机）。

（2）低血容量休克、心力衰竭尤其是右心衰竭者。

（3）肺大疱、气胸及纵隔气肿未引流前。

（4）大咯血患者。

（5）心肌梗死者（心源性肺水肿）。

四、手术步骤

（1）麻醉方式：以往常为局部麻醉（简称"局麻"）。目前从医疗安全角度多选择全身麻醉（简称"全麻"），在气管插管后全麻下气管切开。

（2）术前准备：严重呼吸困难者，准备气管插管，若气管切开过程中出现呼吸停止立即插管，或气管切开前先插管，以免术中出现意外。

（3）体位：一般取仰卧位，肩下垫一小枕，头后仰，使气管接近皮肤，暴露明显，以利于手术；助手坐于头侧，以固定头部，保持正中位。常规消毒，铺无菌巾。

（4）局麻：沿颈前正中，上自甲状软骨下缘，下至胸骨上窝，以利多卡因浸润麻醉，对昏迷、危重或窒息患者，若已无知觉，也可不予麻醉。

（5）切口：多采用直切口（全麻患者可用横切口），自甲状软骨下缘至接近胸骨上窝处，沿颈前正中线切开皮肤和皮下组织。

（6）分离气管前组织：用血管钳沿中线分离胸骨舌骨肌及胸骨甲状肌，暴露甲状腺峡部，若峡部过宽，可在其下缘稍加分离，用小钩将峡部向上牵引，必要时也可将峡部夹持切断缝扎，以便暴露气管。分离过程中，两个拉钩用力应均匀，使手术视野始终保持在中线，并经常以手指探查环状软骨及气管是否保持在正中位置。

（7）切开气管：确定气管位置后，一般于第2～4气管环处，用尖刀片自下向上弧形切开1～2个气管环前壁形成气管前壁瓣（切开4～5环者为低位气管切开术），待插管后固定皮下（术后气管套管脱出者，有利于气管套管插入），刀尖勿插入过深，以免刺伤气管后壁和食管前壁而引起气管食管瘘。

（8）插入气管套管：以弯钳或气管切口扩张器撑开气管切口，插入大小适合、带有管芯的气管套管，插入外管后，立即取出管芯，放入内管，吸净分泌物，并检查有无出血。

（9）创口处理：将气管套管上的带子系于颈部，打成死结以牢固固定。切口一般不予缝合，以免引起皮下气肿，最后用一块开口纱布垫于伤口与套管之间。

五、并发症

（1）术后出血。

（2）气胸及纵隔气肿。

（3）皮下气肿。

（4）拔管困难。

（5）切口感染。

（6）套管脱出。

（7）呼吸骤停。

（8）气管食管瘘。

（9）喉气管狭窄。

（10）拔管困难。

（11）少见并发症，如喉返神经瘫痪、气栓。

六、注意事项

（1）始终保持切口在正中位，拉钩必须均匀用力上提，以保证切口切在正中。

（2）气管导管应带有气囊，以免呕吐物误吸入呼吸道，同时也利于呼吸管理。

（3）切开气管时应立即吸尽气管内分泌物；术后立刻供氧，注意气道湿化或定时使用超声雾化吸入。

（4）每日必须清洁和消毒内管1次，更换内管和吸痰应严格无菌操作。

（5）定时放气管套囊。

七、术后护理

（1）套管系带松紧要适中，结扎要牢固，防止外套管脱出，注意观察颈部皮肤有无勒痕及擦伤。

（2）套管口盖双层湿润的盐水纱布，防止灰尘及异物的吸入，并可改善吸入空气湿度。

（3）内套管每天清洗煮沸消毒 2 次或浸泡消毒。套管创口周围皮肤应保持清洁，套管下垫无菌敷料，每日更换 2 次。

（4）注意创口及套管内有无出血，皮下有无气肿或血肿，有无呼吸困难，发绀等异常现象发生。

（5）密切观察呼吸的深浅及次数变化，如遇呼吸次数增多，阻力增大，有喘息声等，应立即检查套管及呼吸道有无阻塞及压迫，发现异常及时处理。

（6）保持室内清洁，空气清新，室温维持在 20～22 ℃，相对湿度为 60%～70%，减少探视、定时通风，每日紫外线空气消毒 2 次。

（7）让患者保持合适体位，使呼吸道通畅，为防止感染和呼吸困难，应采取仰卧或半卧位。翻转或改变体位时，头部、颈部和上身应保持在同一直线上。观察呼吸情况，确保呼吸道通畅，避免分泌物堵塞。

（8）帮助气管切开术患者增加活动，或让其经常做深呼吸练习，可以增加肺部的呼吸功能，降低感染的发生率。

（9）对于不能活动的患者，需要经常拍背部以促进排痰，避免感染。

（10）鼓励患者咳嗽，每日进行雾化吸入治疗 2 次。拍背咳嗽，咳嗽无力者给予刺激性吸痰。痰液黏稠者遵医嘱给糜蛋白酶套管内滴入，防止痰痂形成。

（11）气管切开的患者，咳嗽排痰困难，应及时清除气道中的痰液。吸痰时要遵守操作规程，注意无菌操作。吸痰前，高浓度吸氧 2～3 min，用听诊器听痰鸣音，确定痰液位置，然后快速、准确、轻柔地用吸痰管抽吸分泌物，禁忌将吸痰管上下提插。一次吸痰时间不超过 15 s，每次间隔 3～5 min，压力 33.2～53.2 kPa。

（12）每次吸痰后更换吸痰管。气管内吸痰管和经口、鼻腔吸痰管要严格分开使用，气管内吸痰要吸一次换一根吸痰管，防止交叉感染。

（13）鼓励患者进食高维生素、高蛋白食物，保证足够水分摄入。呛咳严重者改行鼻饲饮食。

（14）加强口腔清洁卫生，鼓励患者漱口液漱口每日数次，必要时口腔护理2 次 /d。

（15）充分湿化。①间接湿化法：生理盐水 100 mL，每次吸痰前后缓慢注入气管 2～5 mL，每日总量约 200 mL。湿化液每日更换。②持续湿化法：以输液的方式将湿化液通过延长管缓慢滴入（泵入）气管内，滴速控制在 4～6 滴 /min，每天不少于 200 mL。

（16）拔出套管前应进行堵管练习，能平卧入睡无憋气、缺氧症状 3 d 以上，方可拔管。

（17）密切观察拔管后有无并发症，如出现皮下气肿、气胸、出血等，及时报告医生。

（18）对长期带套管的患者进行家庭自我护理训练。

第七节　腰肌劳损的护理

一、概　念

腰肌劳损是由于腰部肌肉及其附着点的积累性损伤，引起的局部慢性无菌性炎症，以腰部隐痛、反复发作、劳累后加重为主要临床表现。腰肌劳损是临床常见病、多发病，治疗上以非手术治疗为主，预后良好，多数患者可得到完全缓解。

二、病　因

腰肌劳损患者常无外伤史，一般认为是经常发生的轻微性损伤逐渐积累所致，也有少数患者是起源于急性腰扭伤。长期弯腰工作、工作时姿势不正确或处于特殊体位、做费力的工作，往往会导致腰部肌肉慢性损伤，进而导致腰肌劳损的发生。

（一）直接原因

1.慢性炎症

腰部长期负荷过重或姿势不良，使腰部肌肉组织长期呈紧张状态，小血管受压供氧不足，代谢产物聚积，刺激局部形成损伤性炎症，导致腰肌劳损的发生。

2.急性扭伤

腰部突然发生扭转，局部肌肉、韧带等组织受损，如果治疗方式不当或者没有及时治疗，会迁延为慢性损伤。反复多次的轻微损伤也可导致腰肌劳损。

3.先天畸形

腰椎骶化、骶椎腰化、椎弓根断裂等先天畸形，会导致腰部肌肉、韧带的平衡失调，从而引起慢性腰肌劳损。

4.后天性损伤

腰椎压缩性骨折、腰椎间盘突出症、腰椎滑脱等，可造成腰部肌肉、韧带平衡失调，引起腰肌劳损。

（二）其他因素

久站、久坐、长期伏案、弯腰或搬运重物，以及体重肥胖等，会增加腰部负担，诱发腰肌劳损。另外，有研究显示，吸烟、饮酒等不良习惯与腰肌劳损的发生也有关系。

三、典型症状

（1）腰痛。由于腰部肌肉长期紧绷或者发生损伤，患者会持续性腰部不适和腰背部疼痛。常表现为酸痛、胀痛、隐痛、钝痛或腰无力，于劳累后加重，休息后减轻。

（2）活动受限。一般腰腿活动无明显障碍，如果病情较严重，可能会稍微活动受限。表现为不能久坐、久站，不能长时间完成弯腰的工作。

（3）其他症状。腰骶部酸痛不适，腰部肌肉僵硬，按压有疼痛感。

四、并发症

（1）脊柱侧凸。腰肌劳损患者可伴有姿势不正，长期偏向一侧，习惯于一侧负重，久而久之，可能导致脊柱侧凸。

（2）腰椎间盘突出症。对于腰部长期负荷过重、长期弯腰或长期伏案的人群，不仅有腰肌劳损的可能，还有腰椎间盘突出症的可能。

五、诊断依据

医生通过问诊、采集病史，包括腰痛的具体表现和出现时间、职业、外伤史等，并结合腰背部触诊、直腿抬高试验等体格检查，以及 X 射线、CT、MRI 等检查，来诊断腰肌劳损。

六、相关检查

（一）体格检查

腰部触诊：基本检查。医生会详细检查患者的疼痛部位，判断有无压痛，疼痛是否会在特定姿势下加重等。腰肌劳损患者在疼痛区有固定的压痛点，多在骶棘肌处、髂嵴后部或骶骨后侧，有时有多处压痛点。在压痛点进行叩击，疼痛反而减轻。

直腿抬高试验：常用检查，用于判断有无坐骨神经痛、腰椎间盘突出症和神经根受压等情况。腰肌劳损患者直腿抬高试验阴性，下肢无神经受累表现。

（二）影像学检查

X 射线检查：常用检查，用于排除一些器质性疾病，如腰椎骨折、腰椎滑脱、腰椎间盘突出症、腰椎肿瘤、腰椎结核等。腰肌劳损患者的 X 射线检查结果多无异常。

CT 及磁共振成像（MRI）：它是一种常用检查，当 X 射线检查结果不足以作出判断时，可以进一步检查明确。腰肌劳损患者的 CT 和 MRI 检查结果多无异常。

七、治疗原则

腰肌劳损的治疗主要包括纠正不良姿势、舒缓肌肉紧张、加强腰背肌锻炼、药物封闭治疗和中医治疗等。

（一）一般治疗

经常变化体位或适当活动可减轻腰痛症状。站立时双手叉腰，可增加腰部舒适度，缓解疼痛。纠正不良工作习惯，避免久坐、久站。疼痛剧烈时可短期卧床休息以缓解疼痛症状。

（二）药物治疗

镇痛剂：用于减轻炎症反应，缓解局部肌肉软组织疼痛。常用可口服药物有非甾体抗炎药，如塞来昔布、依托考昔等；也可外用膏药，如消痛贴膏及洛索洛芬钠凝胶外用贴敷。部分患者服用非甾体抗炎药后，会有恶心、呕吐等胃部不适的不良反应。胃部溃疡、出血者，应餐后服用或换用对胃肠道刺激小的药物。

肌松剂：用于缓解无菌性炎症导致的局部肌肉痉挛和收缩，避免疼痛进一步加重。常用药品：口服乙哌立松。服用乙哌立松时可能会出现四肢无力、站立不稳、困倦等不良反应。当出现这些症状时，应减少用量或停止用药。

麻醉药和激素类药物：通过对痛点肌内注射麻醉药和激素类药物，进行封闭治疗。有固定压痛点者，可用 0.5%～1% 普鲁卡因 5～10 mL 加醋酸泼尼松龙或醋酸氢化可的松 0.5～1 mL 做痛点封闭，效果良好。一般每隔 5～7 d 治疗 1 次，2～3 次为 1 个疗程。

（三）中医治疗

中药及中成药：可以舒筋活络，补肝益肾，佐以行气活血，从而减轻腰肌劳损症状。

针灸：有助于疏通经络、调整阴阳、增强免疫力、改善体质。主要包括火针、灸法、毫针疗法、刺络放血、电针等。

推拿：通过促进局部的血液循环，放松局部肌肉，从而改善患者腰肌劳损引起的酸痛症状。

理疗：可以舒筋活络，目前存在较多的理疗方式，包括电磁、超声波、红外线、激光等。

（四）康复治疗

臀桥：患者平卧，双腿屈曲略宽于肩，用上背部、双脚三点撑起身体，将臀部缓慢抬高至大腿和躯干平直，保持5~10 s。每组重复12~15次，每天2~3组。

小燕飞：患者俯卧，头、双上肢、双下肢尽量向后伸，腹部接触床或垫子的面积尽量小，呈飞燕状，保持3~5 s。每组重复12~15次，每天2~3组。

（五）日常生活指导

纠正姿势：避免久站、久坐，不在一个姿势持续过久。搬运重物时，先下蹲，降低身体重心，身体贴近重物，核心收紧，保证腰背挺直，靠腿部力量搬起重物，而不是靠腰部。

肌肉锻炼：锻炼腰背肌，加强肌肉的力量，减轻韧带、筋膜及脊椎后关节的负担。太极拳、练功十八法、腰背肌医疗体操等均是良好的锻炼方法。

腰部支撑：对于支架及腰托等辅助措施，可以短期应用。长期佩戴会使腰肌进一步萎缩，所以应当避免。另外，床垫不能过软，要保持脊柱正常的生理弯曲。

生活习惯：保持健康的饮食和作息。注意腰部保暖，避免腰部受凉、潮湿。另外，保持良好的心态，对于腰肌劳损的康复也很重要。

八、预　防

（一）预防患病

保持良好的生活习惯，纠正不良姿势，加强体育锻炼，维持一定的肌肉力量。戒烟戒酒，保持健康的体重，避免给腰部带来额外的负担。如果腰部受到急性损伤，应及时治疗、康复，避免发展为慢性损伤。

（二）预防复发

治疗须按时按疗程，定期复诊，谨遵医嘱。如果腰痛症状突然加重，应及时就诊。

九、日常护理

（1）避免剧烈运动。

（2）腰肌劳损无其他腰部疾患，睡眠可以选择较为柔软、舒适的床垫。

（3）避免长时间久坐、久站。

（4）搬运重物注意保护腰部，已发生腰肌劳损患者尽量避免搬运重物。

（5）保持健康体重，减轻腰部负担。

（6）疼痛发作可进行冰敷，在医生指导下进行按摩等治疗缓解症状。

第八节　腰背肌筋膜炎的护理

一、概　念

腰背肌筋膜炎是指因寒冷、潮湿、慢性劳损使腰背部肌筋膜及肌组织发生水肿、渗出及纤维变性而出现的一系列临床症状。

二、病　因

潮湿、寒冷的气候环境，是最多见的原因之一，湿冷可使腰背部肌肉血管收缩、缺血、水肿，引起局部纤维浆液渗出，最终形成纤维织炎。慢性劳损为另一重要发病因素，腰背部肌肉、筋膜受损后发生纤维化改变，使软组织处于高张力状态，从而出现微小的撕裂性损伤，最后又使纤维样组织增多、收缩，挤压局部的毛细血管和末梢神经出现疼痛。其他如缺少相应的活动、久坐电脑前及病毒感染、风湿病的肌肉变态反应等都是诱因。

三、临床表现

主要表现为腰背部弥漫性钝痛，尤以两侧腰肌及髂嵴上方更为明显。局部疼痛、发凉、皮肤麻木、肌肉痉挛和运动障碍。疼痛特点是：晨起痛，日间轻，傍晚复重，长时间不活动或活动过度均可诱发疼痛，病程长，且因劳累及气候变化而发作。查体时患部有明显的局限性压痛点，触摸此点可引起疼痛和放射痛。有时可触及肌筋膜内有结节状物，此结节称为筋膜脂肪疝。

四、辅助检查

（一）实验室检查

可进行血常规、血生化、血沉、血反应蛋白检查以及其他免疫学检查等，用以明确有无免疫因素导致的腰背痛，或排除感染性疾病。必要时，为明确诊断，有时需要进行病理组织活检。

（二）影像学检查

磁共振成像（MRI）检查：肌筋膜属于软组织，MRI 对于软组织有良好的对比度，可以显示软组织病变情况，并且 MRI 检查可以帮助排除、鉴别其他疾病。

其他影像学检查：如 X 射线、超声检查，也可用于腰背肌筋膜炎检查，帮助排除其他疾病。

五、临床护理

（1）一般护理。

（2）病情观察。

①观察疼痛的部位、性质、时间及与气候变化的关系。

②观察皮肤、出汗、体温、舌脉及伴随病症等变化。

（3）饮食护理。

①饮食宜高营养、高维生素，清淡可口，易于消化。

②风寒湿阻者，应进食温热性食物，适当饮用药酒，忌食生冷。

③肝肾亏虚，宜食补肝肾、壮筋骨之品。

（4）给药护理。

①风寒湿阻者，中药汤剂宜热服。

②注意服药后的效果及反应，出现唇舌手足发麻、恶心、心慌等病症时，及时报告医师。

③用药酒治疗时注意有无酒精过敏反应。

（5）情志护理。

①要关心患者，给予心理抚慰，使其积极配合治疗与护理。

②劝说家属给予患者家庭温暖及生活照顾，使其心情舒畅。

（6）辨证施护。

①寒湿痹痛者，注意保暖。同时，要保持居处干燥通风。

②气血凝滞者，采取自我按摩法，保持情绪舒畅，情绪稳定。

③肾虚失养者，饮食指导食补。

④遵医嘱给予患者热敏灸治疗，也可用食盐、大葱热敷。

第五章 应急预案与流程

本章主要讲述应急预案与流程，从十九个方面进行介绍，分别是康复科患者自杀应急预案与流程、康复科走失患者应急预案与流程、康复科跌倒／坠床的应急预案、康复科非计划性拔管应急预案与流程、康复科输血反应应急预案与流程、康复科输液反应应急预案与流程、康复科低血容量性休克应急预案与流程、康复科感染性休克应急预案与流程、康复科过敏性休克应急预案与流程、康复科心搏骤停应急预案与流程、康复科高钾血症应急预案与流程、康复科低血糖昏迷应急预案与流程、康复科高血压危象应急预案与流程、康复科停水应急预案与流程、住院病案封存程序、康复科脑梗死应急预案与流程、康复科脑出血应急预案与流程、康复科病区消防灭火及疏散应急预案与流程、癫痫发作应急预案与处理流程。

第一节 康复科患者自杀应急预案与流程

一、诊断要点

发现患者有自杀倾向者，既往有自杀行为者。

二、抢救措施

（1）发现有自杀倾向时，立即报告医生、护士长及科主任，同时上报医务处及护理部。

（2）立即检查患者病室内环境，若发现私藏药品、锐利器械等危险物品时应予没收，锁好门窗，防止意外。

（3）立即通知患者家属和单位，告知家属或单位 24 h 留人陪护，不得离开，在患者家属或单位未赶到现场时，须有医务人员在场。

（4）加强巡视，密切观察患者心理变化，准确掌握心理状态，查找患者自杀原因，有针对性地做好心理护理，尽量减少不良刺激对患者的影响，努力打消患者的自杀念头。护士应严格交接班，做好护理记录。

（5）发现患者自杀，立即通知医生赶往现场，判断患者能否抢救，如有抢救指征立即抢救。

（6）保护现场，包括病室和发生地。

（7）通知医务处或行政值班，听从安排处理。

（8）做好家属的安慰工作。

（9）及时、客观、准确地书写护理记录。

第二节　康复科走失患者应急预案与流程

（1）患者入院时护理人员要做好入院宣教并签字，有安全隐患者必须留陪，为患者佩戴腕带，腕带字迹清晰，如有遗失及时补戴。

（2）平时多关心患者，并鼓励患者多参加集体活动，以转移其出走意念，交接班时必须清点患者数，做到班班交清，有隐患患者重点交班。

（3）发现患者擅自外出，当班者应呼叫其他工作人员，必要时致电门卫及相关部门，迅速展开寻找，立即通知病室主管医生及病房护士长、科主任（通知患者家属）。

（4）若判断患者已经离开医院，则采取以下措施。

①立即报告上级部门（护理部、医务科），逢节假日报告行政总值班，夜间通知院总值班，同时通知患者可能前往的家属及亲戚朋友，请他们协助寻找、留人。

②组织病区工作人员在市内有关车站及码头处寻找。

③及时向保卫科通报情况，24 h寻找无结果，视具体情况协调家属必要时报警，调取医院周边监控以便寻找。

④若有出走患者信息，组织人员派车接回。

（5）患者返回后立即通知院总值班，由主管医生及护士长按医院有关规定进行处理。

（6）若寻找无果，需二人共同清理患者用物，贵重物品、钱财应登记并上交护士长妥善保存，适时移交家属。

（7）当事科室应在 24 h 内填写"医疗安全（不良）事件报告表"。

（8）如实记录患者外出过程。

第三节　康复科跌倒/坠床的应急预案

（1）立即就地查看患者，了解患者病情，判断意识，如神志、表情、瞳孔情况、是否能应答，有无晕厥或昏迷。

（2）通知医生，监测生命体征（体温、脉搏、呼吸、血压及血氧饱和度）、血糖监测。有呼吸、心跳停止者，立即心肺复苏。

（3）评估伤情及全身情况：了解其受伤部位、性质、疼痛情况，是否在出血、外伤（擦伤、肢体骨折等）。

（4）根据伤情遵医嘱采取相应的急救处理，具体如下。

①有外伤、出血者，立即止血包扎。

②有骨折者，本着先止血、再包扎，最后固定的原则。对骨折部位临时固定、制动。若为开放性骨折，不可将外露断骨送回伤口内，禁用水冲、消毒及涂药等措施，需保持伤口清洁，避免增加感染及损伤血管神经。若为脊柱损伤者，应平躺于原地，不能坐起，采用颈托固定。

③有扭伤者，马上停止活动，制动，可局部冰敷。

④有呕吐者，头偏向一侧，并清理口、鼻呕吐物，保持呼吸通畅。

⑤有抽搐者，移至平整软地面或身下垫软枕，防止碰、擦伤，必要时牙间垫牙垫，防止舌咬伤。

（5）注意安置合适的体位及正确搬运患者，忌随意搬动患者。

（6）根据患者伤情，遵医嘱立即予以氧气吸入、建立静脉通道（给予用药）。

（7）遵医嘱完善相关检查及必要的辅助检查（如头颅 CT、胸片、血液检查等）。

（8）心理护理：安慰患者及家属，再次健康宣教，交代防止坠床及摔伤的的注意事项及预防措施。

（9）及时报告护士长与科主任，护士长应立即了解患者病情，做好相应处理，防止事态扩大，并及时向护理部报告。

（10）洗手并做好记录，填写不良事件报告单。

（11）详细交接班，密切注意患者病情及心理变化。

第四节　康复科非计划性拔管应急预案与流程

一、诊断要点

（1）巡视发现导管意外脱落。

（2）未经医护人员同意患者将导管拔除。

（3）医护人员操作不当所致导管脱出。

二、应急预案

（1）评估患者的意识状况，管道固定情况，疼痛耐受程度，不同部位置管对患者的影响，并采取相应的护理措施，正确掌握评估时机，包括入院时、翻身时、搬动时、床头高度等。发生管道滑脱时，应立即通知医生，严密监测生命体征。

（2）严密观察患者病情变化，管道滑脱严重影响患者呼吸等生命体征的变化，例如，气管切开导管滑脱者，应同时做好再切开用物准备。

（3）深静脉置管脱落，应立即用多层无菌纱布覆盖穿刺点，并加压止血，重新建立静脉通道，保证治疗按时执行，密切观察病情变化，根据需要重新置管。

（4）胸腔闭式引流管滑脱时，应立即将原导管插入处皮肤双层对捏，协助患者保持平卧位，监测患者呼吸、心率及氧分压，给予吸氧。协助医生对伤口进行消毒处理，凡士林纱布覆盖，包扎伤口，终止引流或者重置置入引流管。

（5）腹腔引流管滑脱时，应立即按压伤口，采取半卧位，协助医生重新植入引流管或者停止引流。

（6）严禁将脱出的导管重新插入。

（7）加强巡视，及时观察，直到病情稳定。

（8）及时准确书写护理记录，认真交接班。

（9）护理人员应高度加强责任心，严格遵守操作规程，加强高危时段的防护工作，针对重要患者，重点交班，告别意外拔管，将非计划性拔管率降低到最低限度，提高护理管理质量。

第五节　康复科输血反应应急预案与流程

康复科输血反应应急预案与流程如图 5-1 所示。

患者出现输血反应

停止输血，更换输血管，放置冰箱保存，改换滴生理盐水，报告医生，遵医嘱给予处理，密切观察，作好解释，安慰患者、家属

↓

怀疑溶血等严重反应，就地抢救，记录

↓

保留血袋，并遵医嘱抽取患者血样送检验科

↓

电话报告医务处、护理部、血库，并说明患者情况

↓

填写输血反应登记表（一式三份）

图 5-1　康复科输血反应应急预案与流程

第六节　康复科输液反应应急预案与流程

一、诊断要点

（1）局部反应：局部组织发红、肿胀、灼热、疼痛及荨麻疹等。

（2）全身反应：大汗淋漓、四肢厥冷、畏寒、发热、呼吸困难、气急、胸闷、咳嗽、泡沫痰等，严重者可发生血管神经性水肿、脑水肿和喉头水肿。

二、抢救措施

（1）立即停止输液或保留静脉通道，改换其他液体和输液器。

（2）报告医生并遵医嘱给药。

（3）情况严重者就地抢救，必要时行心肺复苏。

（4）记录患者生命体征、一般情况和抢救过程。

（5）及时报告医院感染管理科、护理部、药剂科和供应室。

（6）保留输液器和药液分别送药剂科和检验科监测，同时取相同批号的液体，输液器和注射器分别送检。

（7）患者家属有异议时，立即按有关程序对溶液、输液器具进行封存。

第七节　康复科低血容量性休克应急预案与流程

一、诊断要点

（1）多见于较大血管损伤、肝脾破裂、严重创伤等原因。

（2）患者烦躁不安或表情淡漠，皮肤苍白、湿冷，尿量少。

（3）呼吸困难、心率快、脉弱，收缩血低于 90 mmHg，或脉压小于 30 mmHg。

（4）中心静脉压低。

（5）红细胞数、血红蛋白量、红细胞比容低于正常值。

二、抢救措施

（1）迅速查出出血原因，可采取手术或非手术措施；如需手术积极手术，或在抗休克同时积极准备手术。

（2）休息：绝对卧床休息，保持环境安静。采取中凹卧位（头或躯干高 20°～30°，下肢抬高 15°～20°）。

（3）吸氧：6～8 L/min。

（4）迅速补充血容量，先晶后胶，先盐后糖，见尿补钾。

（5）有效、及时控制出血。

（6）监护：心电监测（心搏骤停者立即心肺复苏）；监测呼吸功能，监测动脉血气。

（7）抽血完善相关检查，建立静脉双通道，监测双上肢血压。

（8）用药：按医嘱用药，改善组织灌注，做好血管活性药物的用药护理。

（9）过程观察：若有效则出血基本控制，血压及静压差正常，尿量正常，神志清醒安静，皮肤温暖红润，中心静脉压正常。若无效则意识模糊，有效循环血容量未恢复，密切观察病情变化，随时配合医生抢救。

（10）心理护理：安慰患者及家属。

（11）洗手并做好记录。

第八节　康复科感染性休克应急预案与流程

一、诊断要点

（1）有明确感染灶。

（2）有全身炎症反应存在。

（3）收缩压低于 90 mmHg 或较原来基础值下降 40 mmHg，经液体复苏后 1 h 不能恢复或需要血管活性药物维持。

（4）伴有器官组织的低灌注，如尿量小于 30 mL/h，或有急性意识障碍。

（5）血培养可能有致病微生物生长。

二、抢救措施

（1）患者取平卧位或中凹卧位（头和躯干抬高 20°～30°，下肢抬高 15°～20°），以增加回心血量。

（2）保持正常体温，注意保暖，维持室温在 22～24℃。不要给休克患者任何形式的局部体表加温，以免烫伤局部。

（3）鼻导管吸氧 6～8 L/min，必要时面罩吸氧或使用呼吸机等。

（4）立即通知医生进行抢救，测量生命体征，遵医嘱抽血检查血常规、血糖、肝肾功、血气分析等项目。

（5）立即为患者建立静脉通路，尽量使用 20G×29 mm 或 22G×25 mm 静脉留置针，至少建立 2 条静脉通路（保证其中一处是 20G 的静脉留置针），必要时建立 3～4 条静脉通路或者 CVC 置管。

（6）遵医嘱用药，低分子右旋糖酐、血浆、白蛋白羟乙基淀粉等补充血容量，

5% 碳酸氢钠等纠正酸中毒，抗生素控制感染，根据病情使用去甲肾上腺素、酚妥拉明、多巴胺等血管活性药物。

（7）予以心电监测、血氧饱和度监测，最好要有中心静脉压监测，动态监测尿量和尿比重，准确记录出入量。

（8）心理护理：安慰患者及家属，交代注意事项。

（9）洗手并及时准确做好护理记录。

第九节　康复科过敏性休克应急预案与流程

一、诊断要点

（1）有过敏原接触史。

（2）出现胸闷、喉头阻塞感，继而呼吸困难、发绀、有濒死感，严重者咳出粉红色泡沫样痰。

（3）常有剧烈的肠绞痛、恶心、呕吐或腹泻。

（4）意识障碍、四肢麻木、抽搐、失语、大小便失禁、脉搏弱、血压下降。

二、抢救措施

（1）立即去除病因：停止进食可疑的过敏原或过敏药物。

（2）体位：立即使患者平卧头侧位，头部放低，松解衣扣，保持安静、温暖、呼吸道通畅。

（3）吸氧：4～6 L/min，保持呼吸道通畅。

（4）监护：心电监测（心搏骤停者立即心肺复苏），呼吸功能监测（喉头水肿严重行气管切开术），动脉血气监测（必要时呼吸机辅助呼吸）。

（5）抽血完善相关检查，建立静脉双通道，快速补液，监测双上肢血压。

（6）用药：按医嘱用药。

肾上腺素：过敏性休克的首选药物。皮下注射 0.5～1 mL 盐酸肾上腺素，必要时（间隔 15～20 min）可重复注射，一般不超过 3 次。

激素：地塞米松 10～20 mg 静脉推注。

血管活性药物：多巴胺等。

（7）过程观察。

有效：意识由模糊变为清楚，唇色红润，肢体转暖，尿量＞ 30 mL/h。

无效：意识模糊，有效循环血容量未恢复，密切观察病情变化，随时配合医生抢救。

（8）心理护理：安慰患者及家属。

（9）交代注意事项：告知引起过敏的药物，避免再用。

（10）洗手并做好记录。

第十节 康复科心搏骤停应急预案及流程

一、诊断要点

（1）意识丧失。

（2）心音、大动脉搏动消失。

（3）呼吸停止。

（4）瞳孔散大。

（5）心电图表现为心室颤动、无脉性室性心动过速、心室静止、无脉心电活动。

二、抢救措施

（1）基础生命支持（CPR 及除颤）、高级生命支持。

（2）胸外按压及除颤。

①胸外按压：无心电波显示，立即胸外心脏按压、早期电除颤，连续胸外心脏按压频率大于 100 次 /min，按压深度大于 5 cm，按压与呼吸比为 30 ∶ 2。胸部按压中断时间不超过 10 s。五个周期的 CPR 后，再次分析心律。CPR 过程中不要搬动患者，每 2 min 轮换胸部按压者，替换时间小于 5 s。必要时开胸心脏按压。

②除颤：室颤，有细颤时静注肾上腺素使之变为粗颤，用非同步除颤，能量可选择 200 J、300 J、360 J，一次除颤后予以 5 组 CPR。若不成功，首选利多卡

因 1.0～1.5 mg/kg 静注，每 3～5 min 可重复，或胺碘酮 300 mg 加入 20～30 mL 生理盐水中快速静注，也可用溴苄胺 5 mg/kg、硫酸镁 1～2 mg/kg 静注，然后除颤。

（3）用药：建立静脉通道，肾上腺素首剂量 1 mg 静注，无效可重复并增大剂量，在建立静脉通道之前，可向气管内给药（为静脉给药的 2～2.5 倍）。

心电停顿或心电机械分离时：①肾上腺素 1～4 mg/kg 静注；②阿托品 1 mg 静注，可重复至 3 mg；③碳酸氢钠 125～250 mL 静滴，心跳出现后依血气分析结果补碱；④对因治疗。

（4）保持呼吸道通畅。

①畅通呼吸：清除口腔异物。

②建立人工气道：气管插管、喉罩等。

③有效人工通气：简易呼吸器人工呼吸、机械通气、氧疗。

（5）持续进行心电监测（有条件情况下）。

（6）复苏后处理。复苏后迄今尚无特殊治疗，也无标准疗法。在复苏后，维持心肌和脏器的功能，维持血压，调节体温（特别预防和治疗高热）和血糖浓度，避免常规通气过度。成人院外室颤性心搏骤停的患者，如果初始即昏迷，治疗性低体温能改善神经系统预后。

第十一节　康复科高钾血症应急预案与流程

一、诊断要点

（1）血钾 > 5.5 mmol/L。

（2）心电图 T 波高耸，窦室传导等心率。

（3）出现神经肌肉系统、心血管系统症状，如神志模糊、感觉异常、肢体软弱无力等。

二、抢救措施

（1）停用含钾药物及食物，纠正酸中毒。

（2）血钾＞6.5 mmol/L 可导致心脏停搏，必须紧急处理。

①休息：绝对卧床休息，保持环境安静。

②心电监测；氧气吸入 3～5 L/min。

③建立静脉通道；抽血完善相关检查。

④用药：首先用 10% 葡萄糖酸钙 20 mL+10% 葡萄糖注射液 20～40 mL 缓慢静推；继之用 5% 碳酸氢钠 100～200 mL 快速静滴；然后用 50% 葡萄糖注射液 50 mL+10% 葡萄糖注射液 100 mL+ 胰岛素 8～10 IU（按每 4 g 葡萄糖给予 1 IU 胰岛素）静滴。排钾措施：聚苯乙烯磺酸钠交换树脂 30 g，冲服；20% 甘露醇 100 mL，口服，或大黄粉 3.0 g，冲服；也可用聚苯乙烯磺酸钠交换树脂 30 g+20% 甘露醇 150 mL，保留灌肠；呋塞米 60 mg，缓慢静推，用于每日尿量＞700 mL 者，对尿毒症少尿患者无效。

（5）缓慢心律失常时，用阿托品 0.5 mg 静脉推注。

（6）血液净化治疗。

（7）健康宣教：低钾饮食清单及相关注意事项。

（8）记录：完善护理记录。

第十二节　康复科低血糖昏迷应急预案与流程

一、低血糖昏迷前驱症状

（1）有低血糖症状及体征（交感神经兴奋表现：颜面苍白、大汗、四肢颤抖、心率增快等；脑功能障碍表现：头痛头昏、意识模糊、定向力减弱或丧失、语言障碍、嗜睡，也可出现幻觉、精神失常、狂躁等，严重时可出现舞蹈样动作、阵发性惊厥乃至深昏迷），常发于空腹、餐后数小时或体力活动后。

（2）有发作性精神神经异常、惊厥或不明原因较快进入昏迷的糖尿病患者。

（3）酗酒后发生的昏迷。

（4）高度警惕难以察觉的低血糖，特别是在使用降糖药物、降糖保健品或联合用药的糖尿病患者。

二、抢救措施

（1）卧床休息，持续低流量吸氧。

（2）密切监测：持续心电监护；立即遵医嘱监测血糖 1 次 /5～10 min；根据血糖改变情况调整监测时段。

（3）建立静脉通道给药：遵医嘱立即予 50% 葡萄糖注射液 50～100 mL 静脉注射，仍未清醒可遵医嘱重复注射，清醒后立即进食，并可予以 10% 葡萄糖注射液静脉维持；低血糖不能纠正，可遵医嘱予以激素治疗。患者仍持续昏迷，遵医嘱予甘露醇治疗。

（4）及时与患者及家属沟通病情及饮食注意事项。

第十三节　康复科高血压危象应急预案与流程

一、诊断要点

原发性或继发性高血压患者，在某些诱因作用下，血压突然或显著升高（一般超过 180/120 mmHg），同时伴有头痛、恶心、胸闷和烦躁不安等。

二、护理措施

（1）休息：患者绝对卧床休息，抬高床头，避免一切不良刺激和不必要的活动，协助生活护理。

（2）吸氧：保持呼吸道通畅，吸氧（3 L/min）。

（3）镇静：安定患者情绪，必要时使用镇静剂。

（4）监护：持续心电监测，密切观察患者生命体征变化，迅速建立静脉通道。

（5）用药：遵医嘱尽快应用降压药物。

（6）观察：用药过程注意监测血压变化，避免出现血压骤降（1 h 内血压控制的目标为平均动脉压降低幅度不超过治疗前水平的 25%）。

（7）心理护理：安慰患者及家属。

（8）注意事项：应用硝普钠和硝酸甘油时，应严格遵医嘱控制输液滴速，密切观察药物的不良反应（反跳性血压升高，血压升高时会出现头痛、心动过速、抽搐等）。

（9）洗手，并做好记录。

第十四节　康复科停电应急预案与流程

（1）接到供电局停电通知后，电工班立即做好停电准备，同时询问停电时间及恢复供电时间，立即上报后勤处，后勤处以 OA 网、短信、纸质、电话等多种方式通知全院各处（科）室，并立即启动停电演练方案。

（2）如遇突发性停电，立即启动医院停电演练方案，各应急小组就位，启动主发电机，保障手术室、急诊科、ICU 等重要部门用电。同时询问供电局停电原因及恢复供电时间，并立即上报后勤处。突发性停电由停电总指挥和用电调度现场指挥各应急供电小组工作。

（3）突发性停电，主发电机保障小组立即启动主发电机，保障手术室、ICU、CCU 等重要部门用电。

（4）小型发电机组人员携带发电设备立即前往预定位置，对主发电机不能供电的病区提供电力保障。

（5）巡查小组在停电期间不间断对全院供电情况进行巡查，发现问题立即报告，并作协助铺设应急供电设施。

（6）发电过程中，各科室用电稳定后，密切关注 800 kW 发电机和小发电机的电瓶、油料、水箱，随时向停电总指挥汇报发电状态和各科室用电状况。

（7）停电期间后勤一站式服务及后勤处管理人员电话随时保证通信畅通。

（8）后勤巡查人员对全院进行不间断巡查，发现问题立即上报停电总指挥。

（9）停电期间各处（科）室负责人协同做好病员的解释和安抚工作。

（10）供电恢复正常后，先关停主发电机，清点回收小型发电设备。对全院用电情况进行安全巡查，向停电总指挥报告。

第十五节　住院病案封存程序

一、基本要求

（1）医院方人员、申请者双方同时在场。

医方人员：由患者主管医师、医教部相关人员或总值班人员组成。

申请者：可为持有效身份证明的相关人员，如下所示。

①申请人为患者本人的，应当提供其有效身份证明。

②申请人为患者代理人的，应当提供患者及其代理人的有效身份证明、申请人与代理人关系的法定证明材料。

③申请人为死亡患者近亲属的，应当提供患者死亡证明及其近亲属的有效身份证明、申请人是死亡患者近亲属的法定证明材料。

④申请人为死亡患者近亲属代理人的，应当提供患者死亡证明、死亡患者近亲属及其代理人的有效身份证明、死亡患者与其近亲属关系的法定证明材料，申请人与死亡患者近亲属代理关系的法定证明材料。

⑤申请人为保险机构的，应当提供保险合同复印件，承办人员的有效身份证明，患者本人或者其代理人同意的法定证明材料；患者死亡的，应当提供保险合同复印件，承办人员的有效身份证明，死亡患者近亲属或者其代理人同意的法定证明材料。合同或者法律另有规定除外。

⑥公安、司法机关因办理案件，需要查阅、复印或者复制病历资料的，医疗机构应当在公安、司法机关出具采集证据的法定证明及公务人员的有效身份证明后予以协助。

（2）封存的原则上是病案资料的复印件。

（3）封存的病案资料由医疗机构医教部病案室统一保存（非上班时间先由总值班保存，上班后由病案室保管）。

二、具体程序

（1）受理申请：由医教部或总值班负责。

（2）确认患方身份并复印相关证件存底。

（3）调出相关病历：由受理者负责通知病案室或者病区，将需要复印的病历资料在规定时间内送至病案室（非正式上班时间由总值班指定）。

（4）复印、核对病历资料。

复印内容：住院志、体温单、医嘱单、化验单（检验报告）、医学影像资料、特殊检查同意书、手术同意书、手术及麻醉记录单、病理资料、护理记录、死亡病例讨论记录、疑难病例讨论记录、上级医师查房记录、会诊意见、病程记录等。

核对：核对复印资料，清点复印页数并登记。

（5）确认：经双方确认所复印的资料核对无误，将复印资料完整放进封存袋，贴上封存条。

（6）封存与保管：医患双方代表在封存条上签名、标明日期，加盖病案封存专用章（骑缝）后交病案室保管。

第十六节　康复科脑梗死应急预案与流程

一、诊断要点

（1）突然发病，多发生在晨起或夜间，出现面瘫、口角歪斜、单侧肢体偏瘫或渐发不典型症状，肢体感觉障碍或失语，半球大面积梗死及脑干部位梗死可造成昏迷。

（2）头颅 CT、MRT 检查提示有脑梗死病灶。

（3）脑梗死患者多有慢性房颤病史。

二、抢救措施

（1）安静卧床休息，保持环境安静。

（2）吸氧：3～5 L/min，保持呼吸道通畅，必要时吸痰、气管插管。

（3）持续心电、血压、呼吸、血氧饱和度监测，动态观察意识、瞳孔、肢体活动的变化。

（4）脱水治疗：首选 20% 甘露醇 125 mL 脱水降颅内压。主要用于大面积脑梗死患者，发病 7～8 h 至 3 d 内使用。

（5）使用低分子肝素制剂。

（6）脑梗死的溶栓治疗应慎重选择，注意时间窗。

（7）使用脑细胞保护剂。

（8）心理护理：安慰患者及家属。

（9）交代注意事项：保持大便通畅、避免情绪激动以及溶栓术后注意事项。

（10）洗手并做好记录。

第十七节 康复科脑出血应急预案与流程

一、诊断要点

（1）有高血压病史，有脑血管疾病病史。

（2）活动或情绪激动时发病。

（3）有迅速出现的偏瘫、失语等症状。

（4）头颅 CT、MRT 检查提示有脑出血病灶。

二、抢救措施

（1）建立静脉通道，脱水、止血、控制脑水肿，降低颅内压，预防脑疝的形成。首选 20% 甘露醇 125 mL 脱水降颅内压。

（2）保持呼吸道通畅，持续吸氧，必要时吸痰、气管插管。观察呕吐物性状、颜色及量。

（3）持续心电、血压、呼吸、血氧饱和度监测，动态观察意识、瞳孔、肢体活动的变化。

（4）控制高血压：降压不宜过快、过低，一般降到发病前原有水平稍高一点或者持续在 150～160/90～100 mmHg。

（5）观察大小便情况，尿潴留者给予留置导尿。

（6）中枢性高热时，采用颅脑降温仪、冰敷、酒精擦浴、中药灌肠等方式降温。

（7）病情危重者，发病 24～48 h 内禁食，按医嘱静脉补液，注意水、电解质和酸碱平衡，准确记录出入量。

（8）急性期绝对卧床休息，避免搬动，病房保持安静。患者头部偏于患侧，床头抬高15°～30°。

（9）指导患者情绪稳定，按时用药，合理饮食，防止大小便用力和剧烈咳嗽。做好皮肤护理，肢体处于功能位。

（10）心理护理：安慰患者及家属。

（11）洗手并做好记录。

第十八节　康复科病区消防灭火及疏散应急预案与流程

一、人员及任务

（1）病区内灭火和应急疏散指挥。

日间：科主任、护士长。

夜间：行政总值班、医疗总值班。

职责：协调各部门人员；火灾现场的其他应急决策（如确定疏散楼层，指挥疏散患者及家属，制订扑救措施等），当火情不可控制立即向院领导、保卫科汇报。

（2）灭火：全体在岗职工。

职责：利用院内配备的消防器材进行扑救，尽量控制和扑灭初期火灾，减少火灾损失。

（3）疏散引导：当班护士。

职责：按现场指挥的指令，将指定楼层的患者及家属从楼梯及时有序疏散到指定的安全地点，阻止非救援人同返危险区；协助救护危重患者，并逐一检查每一房间的人员疏散情况。

（4）安全救护：当班医生。

职责：对需要治疗的伤员进行基础性治疗，对重病患者向总指挥建议到医院抢救室进行抢救。

（5）设备抢修：后勤工作人员。

职责：立即切断着火病区电源，对受损设备设施进行及时抢修。

二、报警处置

（一）报　警

（1）当班人员发现火灾险情时，应立即查明着火点，小规模火情应立即扑救并迅速报告（白天报告主任及护士长、夜间报告总值班）。当火情不可控制时由现场指挥领导拨打"119"报警。

（2）报警时应讲清：单位名称、火灾事故发生的部位（地点）、火势大小、燃烧物质、有无被困人员、人员伤亡情况、报警人姓名。

（二）处置程序

（1）一旦发生火警或火灾时，消控中心值班人员应密切监控自动消防泵和自动喷淋、排烟等设施的工作情况。一旦出现消防泵自动启动失灵应立即切换到手动位置，并视火情及时启动消防泵，同时开启消防广播，迫降客梯。

（2）明确火灾发生方位、地点、原因、燃烧物等情况。

（3）当班医护人员迅速分工，护士通知住院患者及家属立即疏散至楼下空旷场所，医生一键式报警后立即进行应急治疗。

（4）在消防队未到之前，科室义务消防队员和员工在现场指挥下，充分利用院内现有消防器材进行扑救，立即抢出易燃易爆的物品，如酒精等。后勤中心电工以最快的速度切断火灾楼层电源。

（三）疏散后人员清点

全面疏散后，科室主任、护士长负责清点患者及家属、本科室在岗工作人员，防止遗漏。

（四）火灾现场保护与事故调查

保卫科负责保护现场，配合消防队进行火场事故原因调查，并以书面报告形式汇报上级主管局或相关部门，对火灾事故调查结果进行整改落实。

三、消防器材补充及日常培训演练

火情处置结束后由保卫科重新配备消防器材。

病区内医护人员学习消防知识应知应会，对患者及家属入院加强消防应知的宣传教育，定期进行病区范围内的消防疏散演练。如图 5-2 所示。

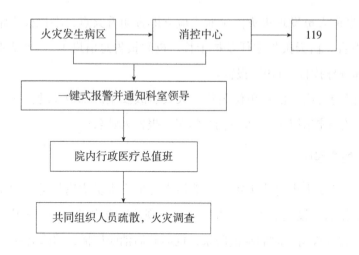

图 5-2　病区范围内的消防疏散演练

第十九节　癫痫发作应急预案与处理流程

一、诊断要点

癫痫是一种大脑神经元突发性异常放电导致短暂大脑功能障碍的慢性疾病。通常以反复发作的短暂意识丧失、肢体痉挛及抽搐为临床表现。癫痫根据病因分为继发性和特发性，癫痫持续状态是指癫痫连续发作期间意识尚未完全恢复又频繁再发，或癫痫发作持续 30 min 以上未自行停止。

二、应急预案

（1）癫痫患者应注意环境安全，做好防护措施。床头备吸氧、吸引装置、纱布包裹的压舌板或牙垫等抢救用物。观察有无发作先兆症状，如脾气急躁、易激动等。

（2）患者癫痫发作时立即通知医生，将患者去枕平卧，解松衣领，头偏向一侧，垫牙垫或压舌板，防止舌咬伤或窒息。手托患者枕部，以防颈部过伸；阵挛期四肢肌肉收缩紧张时，必要时约束限制，切勿用力按压患者身体，以防骨折及脱臼。加床栏，做好安全防范措施。

（3）保持呼吸道通畅，予以吸氧，吸痰，清除口鼻腔分泌物。

（4）开放静脉通路，遵嘱给予镇静、解痉等药物治疗，如缓慢静脉推注安定 10～20 mg，注意药物效果及不良反应。

（5）心电监护，监测记录意识、瞳孔、生命体征、SPO_2 变化，尤其是呼吸频率、节律改变等。必要时留置导尿，监测 24 h 出入量。

（6）观察癫痫发作的时间、性质、部位、频率，并做好记录。

（7）根据发病原因，对症处理，防止并发症。

（8）遵医嘱完善相关检查及必要的辅助检查（如头颅 CT、胸片、血液检查等）。

（9）做好基础护理与心理护理，及时对患者及家属进行日常用药指导、健康宣教注意事项及预防措施。

（10）及时报告护士长与科主任，护士长应立即了解患者病情，做好相应处理。

（11）洗手并做好记录。

（12）详细交接班，密切注意患者病情及心理变化。

第六章　康复科常见中医操作及评分

中医，作为中华民族的传统医学，拥有悠久的历史和深厚的文化底蕴。它是中国传统文化的重要组成部分，体现了中国人民对生命、健康和疾病的认识。本章主要讲述康复科常见中医操作及评分，从六个方面叙述，分别是棍针拨筋疗法、火龙罐综合灸技术、火熨术技术、头疗灸技术、温通拨筋罐技术、悬灸技术。

第一节　棍针拨筋疗法

棍针拨筋疗法是中国传统医学的外治手法之一，源于《灵枢》之九针。与常规针具不同，棍针是以棍状工具通过刺激不同穴位来达到防治疾病的一种方法。棍针集艾灸、刮痧、推拿、点穴于一体，通过"拨筋"，使互相粘连的"筋"得以分离，疏通经筋、脉络，顺其条理，散寒除湿。将棍针用于关节、肌肉、肌腱和韧带上的痛点，施行"拨筋"手法，可解除局部肌肉神经痉挛，迅速恢复血供。同时重推重拨的刺激，可促使神经处于兴奋与抑制交替运动之间，从而达到疏经通络、散寒除湿、通利关节、活血化瘀、改善循环、舒缓情绪、帮助睡眠、减轻疼痛等效果。

一、适用范围

各种痛症和寒症的治疗，多用于头痛症、失眠症、焦虑症、抑郁症、中风后遗症。此外，它还广泛适用于头、颈、背、肩、臂、腰、骶、臀、腿及腹部相关的慢性疼痛，如颈椎病、肩周炎、胸腹肌疼痛、腰背痛、坐骨神经痛、乳腺增生、女性痛经、慢性盆腔痛、慢性胃痛及各种慢性疲劳综合征等。

二、评　估

（1）病室环境及温度。

（2）主要症状、既往史、凝血机制、是否妊娠或月经期。

（3）有无出血病史或出血倾向、哮喘病史或艾绒过敏史。

（4）患者体质及对疼痛的耐受程度。

（5）操作部位皮肤情况。

三、告　知

（1）操作过程中出现头昏、眼花、恶心、颜面苍白、心慌出汗等不适现象，及时告知护士。

（2）操作过程中局部皮肤会出现红晕、疼痛，此为正常表现，数小时至数日方可消除。治疗当中如果出现不适，及时通知护士。如有少量艾灰脱落不会造成皮肤的灼伤和不适，不必紧张。

（3）操作过程中温度、手法的力度如有不适患者要及时告知操作者。

（4）操作后保暖，30 min 内避免患者受风着凉，防止外邪入侵。

（5）操作后嘱其饮用温开水适量，有助于体内代谢。

四、物品准备

棍针、治疗盘、润滑油、纱布、毛巾，必要时准备屏风。

五、基本操作方法

（1）核对医嘱，评估患者，排空二便，做好解释。

（2）备齐用物，携至床旁。

（3）协助患者取合理、舒适体位。

（4）遵照医嘱确定操作部位，充分暴露操作部位，注意保护隐私及保暖。

（5）正确安装棍针，通过指压确定疼痛部位，将润滑油均匀涂抹在操作部位。

（6）在操作部位进行拨筋疗法，一手握住棍针上端，一手握棍针下 1/3 处，棍针与皮肤表面呈 30°～45°。

（7）常用拨筋手法。

①挑拨法：适用于较粗的条索状粗筋。顺着肌肉的走向，松懈肌肉，来回三次。

②刨动法：适用于较细成片的病筋。

③刮痧法：适用于四肢的部位。

④点穴法：针对痛点进行点穴。

⑤用棍针操作工具顺患者经络进行拍打，可以使患者肌肉筋膜得到舒缓。

（8）施灸过程中询问患者有无不适，观察皮肤情况。

（9）协助患者着衣，取舒适卧位。

六、注意事项

（1）注意治疗中棍针的温度，初次治疗的患者可先体验轻度的手法，在腰、腹部操作前，应先排空二便。

（2）治疗过程中注意温度是否适宜、治疗部位疼痛是否可以耐受，若出现不适情况，及时告知护士。如治疗中出现头晕、恶心、出汗等不适时，立即停止治疗。

（3）患者接受一次治疗后可能出现局部皮肤疼痛、青紫、痧斑、肌肉酸痛、乏力等表现，此为正常的手法反应，一般可用轻手法继续治疗，若症状严重应停止操作，待局部情况好转后再继续进行治疗。

（4）血小板低下者（容易出血），病危患者，皮肤感染疮疖、溃疡、瘢痕或有肿瘤的部位禁做治疗。

（5）尽量避风，防止空调、电风扇、对流风直吹治疗部位。

（6）治疗结束后可饮热水一杯，使汗孔开泄，邪气外排，这样不但可以补充消耗的水分，还能促进新陈代谢，加速代谢产物的排出。

七、评分标准

棍针拨筋疗法操作考核评分标准如表 6-1 所示。

表 6-1　棍针拨筋疗法操作考核评分标准

项目	分值	技术操作要求	评分等级				评分说明
			A	B	C	D	
仪表	2	仪表端庄、戴表	2	1	0	0	一项未完成扣 1 分
核对	2	核对医嘱	2	1	0	0	未核对扣 2 分，内容不全面扣 1 分
评估	7	临床症状、既往史、是否妊娠、是否有出血性疾病	4	3	2	1	一项未完成扣 1 分
		操作部位皮肤情况、体质及对疼痛的耐受程度	3	2	1	0	一项未完成扣 1 分
告知	3	解释作用、操作方法、局部感受，取得患者配合	3	2	1	0	一项未完成扣 1 分
用物准备	5	洗手，戴口罩	2	1	0	0	未洗手扣 1 分，未戴口罩扣 1 分
		备齐并检查用物：棍针、治疗盘、润滑油、纱布、毛巾，必要时准备屏风	3	2	1	0	少备一项扣 1 分，未检查一项扣 1 分，最高扣 3 分
环境与患者准备	7	病室整洁、光线明亮，防止对流风	2	1	0	0	未进行环境准备扣 2 分，准备不全扣 1 分
		协助患者取舒适体位	2	1	0	0	未进行体位摆放扣 2 分，体位不舒适扣 1 分
		暴露操作部位皮肤，注意保暖，保护隐私	3	2	1	0	未充分暴露部位扣 1 分，未保暖扣 1 分，未保护隐私扣 1 分
操作过程	52	核对医嘱	2	1	0	0	未核对扣 2 分，内容不全面扣 1 分
		确定操作部位，用棍针进行拨筋疗法	8	6	4	2	穴位不准确扣 2 分/穴位，最高扣 8 分
		根据部位选择正确的拨筋手法	12	8	4	0	选择不正确扣 4 分，手法不正确扣 4 分，手法粗暴扣 4 分
		询问患者感受	4	0	0	0	未询问患者感受扣 4 分

续表

项目	分值	技术操作要求	评分等级				评分说明
			A	B	C	D	
操作过程	52	观察操作部位皮肤	5	0	0	0	未观察皮肤扣5分
		操作结束，清洁局部皮肤	3	0	0	0	未清洁皮肤扣3分
		协助患者取舒适体位，整理床单位	4	2	0	0	未安置体位扣2分，未整理床单位扣2分
		操作结束后再次观察患者局部皮肤变化，询问操作后感受	6	3	0	0	操作后未观察皮肤扣3分，未询问患者感受扣3分
		告知相关注意事项，酌情开窗通风	6	4	2	0	未告知扣4分，告知内容不全扣2分，未酌情开窗扣2分
		洗手，再次核对	2	1	0	0	未洗手扣1分；未核对扣1分
操作后处置	6	用物按《医疗机构消毒技术规范》处理	2	1	0	0	处置方法不正确扣1分/项，最高扣2分
		洗手	2	0	0	0	未洗手扣2分
		记录	2	1	0	0	未记录扣2分，记录不完全扣1分
评价	6	流程合理、技术熟练、局部皮肤无损伤、询问患者感受	6	4	2	0	一项不合格扣2分，最高扣6分，出现烫伤扣6分
理论提问	10	棍针拨筋疗法的禁忌证	5	3	0	0	回答不全面扣2分/题，未答出扣5分/题
		棍针拨筋疗法的注意事项	5	3	0	0	
得分							
主考老师签名：				考核日期：　　年　　月　　日			

第二节 火龙罐综合灸技术

火龙罐综合灸技术是一种常见的中医疗法工具，它是集艾灸、刮痧、推拿、按摩、点穴、烫熨于一体的综合性中医特色疗法。火龙罐的材质通常为陶瓷或玻璃，外观呈圆柱形，底部略微尖锐，以独特设计的齿口来刮痧，兼有艾灸的近红外光辐射的电磁波和光电化学作用。火龙罐主要对应身体腰背臀腹部的常规保健穴位和病灶疼痛点，多运用点推按揉手法，可同时进行温敷、熨烫、艾灸、刮痧的自然疗法，达到机体温通调补之功效。

一、适用范围

（1）中医的风、寒、湿所致的痹症。

（2）脊柱软伤类病症：颈椎病、腰椎间盘突出症、强直性脊柱炎等。

（3）肌肉损伤：局部肌肉扭伤、拉伤、肿胀等。

（4）胃肠类疾病：便秘、便溏、腹胀、消化不良等。

（5）妇科疾病：月经不调、痛经等。

（6）中风后遗症、糖尿病微循环障碍所致的肢体酸麻胀痛。

（7）面瘫。

二、评 估

（1）病室环境及温度。

（2）主要症状、既往史、凝血机制、是否妊娠或月经期。

（3）患者体质及对疼痛、温度、气味的耐受程度。

（4）操作部位的皮肤情况。

（5）对施罐操作的接受程度。

（6）有无出血病史或出血倾向、哮喘病史或艾灸过敏史。

三、告 知

（1）告知火龙罐的作用、操作方法，时间一般为20～30 min。应考虑个体差异，儿童酌情递减。

（2）操作前嘱其排空膀胱、舒适体位、保暖。

（3）施罐过程中温度、手法的力度如有不适，患者要及时告知操作者。

（4）施罐过程中局部皮肤会出现红晕、疼痛，此为正常表现，数小时至数日方可消除。治疗当中如果出现不适，及时通知护士。如有少量艾灰脱落不会造成皮肤的灼伤和不适，不必紧张。

（5）施罐后保暖，30 min 内避免受风着凉，以防外邪入侵。

（6）施罐后嘱其饮用温开水适量，有助于体内代谢。

四、物品准备

火龙罐，艾柱，防风打火机，小型鼓风机，毛巾，速干手消毒剂，介质（轻质液状石蜡油），纱布，必要时备屏风。

五、基本操作方法

（1）核对医嘱，评估患者，排空二便，做好解释，调节室温。

（2）备齐用物，携至床旁。

（3）洗手，轻插艾柱，防止破碎。

（4）用防风打火机点燃艾柱，火焰对准艾柱圆边和中心，防止火焰过大烧到罐口。再用鼓风机助燃，使艾柱燃烧均匀，暴露在空气中 2 min 左右，使其表面形成 2 mm 的艾灰。

（5）遵医嘱确定操作部位，选用适宜的操作手法。

（6）协助患者取合适的体位并在操作部位上抹液状石蜡或对症精油，注意保暖。

（7）一摸二测三观察：一摸罐口有无破裂，二测罐口温度是否过高，三看艾柱燃烧升温是否均匀，升温是否正常。

（8）火龙罐运罐，具体操作如下。

小罐单手持罐，中罐和大罐双手持罐，将罐体倒置，使艾烟向下，手掌的小鱼际先接触皮肤然后再落罐。抬高罐体内侧面约 30°～40°，以远侧面 2～3 个罐齿接触皮肤，旋转罐体运罐。在到阳性点或区域可采取点按揉的运罐方式进行加强，或者采取闪罐（闪罐时罐齿贴着局部皮肤，迅速开合罐体，使更多的空气进入，加强灸感）。运罐结束后，罐底温度一般可达 60～70℃之间，故利用温热的罐底沿着上述操作部位做烫熨疗法。在皮肤上垫薄毛巾，将罐底放在毛巾上，旋转罐体，沿着肌肉和经络进行烫熨。

（9）操作完毕协助患者着衣，取舒适体位，注意保暖，整理床单位。

（10）交代注意事项。

六、注意事项

（1）凝血机制障碍，呼吸衰竭，重度心脏病，严重消瘦，孕妇的腹部、腰骶部及严重水肿等不宜拔罐。

（2）施罐时要选择适当体位和肌肉丰满的部位，骨骼凹凸不平及毛发较多的部位均不适宜。

（3）面部、儿童以及年老体弱者施罐的时间不宜过长、力度不宜过大。

（4）施罐时要根据不同部位选择大小适宜的罐，检查罐口周围是否光滑，罐体有无裂痕。

（5）施罐中要注意观察患者的反应，患者如有不适感，应立即停止；严重者可让患者平卧，保暖并饮热水或糖水，还可揉内关、合谷、太阳、足三里等穴。

（6）施罐后，皮肤可能会出现红晕及治疗部位皮肤轻微疼痛，为正常表现，数小时至数日方可消除，如出现小水疱不必处理，可自行吸收，如水疱较大，消毒局部皮肤后，用注射器吸出液体，覆盖消毒敷料。

（7）嘱患者保持体位相对固定；保证罐口光滑无破损；操作中防止点燃后艾灸灰落下烫伤皮肤；操作时注意及时调整罐体温度，拔罐过程中注意防火。

七、评分标准

火龙罐综合灸技术操作考核评分标准如表 6-2 所示。

表 6-2 火龙罐综合灸技术操作考核评分标准

项目	分值	技术操作要求	评分等级				评分说明
			A	B	C	D	
仪表	2	仪表端庄、戴表	2	1	0	0	一项未完成扣1分

续表

项目	分值	技术操作要求	评分等级				评分说明
			A	B	C	D	
核对	2	核对医嘱	2	1	0	0	未核对扣2分，内容不全面扣1分
评估	6	临床症状、既往史、凝血机制、是否妊娠或月经期	4	3	2	1	一项未完成扣1分
		操作部位皮肤情况，对温度、疼痛的耐受程度	2	1	0	0	一项未完成扣1分
告知	4	解释作用、简单的操作方法、局部感受，取得患者配合	4	3	2	1	一项未完成扣1分
用物准备	7	洗手，戴口罩	2	1	0	0	未洗手扣1分，未戴口罩扣1分
		备齐并检查用物	5	4	3	2	少备一项扣1分，未检查一项扣1分，最高扣5分
环境与患者准备	7	病室整洁、保护隐私、注意保暖、避免对流风	3	2	1	0	一项未完成扣1分，最高扣3分
		协助患者取舒适体位，充分暴露施罐部位	4	3	2	1	未进行体位摆放扣2分，体位不舒适扣1分，未充分暴露拔罐部位扣1分
操作过程	施罐 38	核对医嘱	2	1	0	0	未核对扣2分，内容不全面扣1分
		检查罐口是否完好，使用打火机将艾灸条充分点燃，在施灸穴位或患处的药垫上进行熨灸，随穴移动，根据需要可调整熨灸的速度，来控制温度的高低	10	8	6	4	未检查罐口2分，部位不准确扣2分，艾灸条未充分点燃扣2分，动作生硬扣2分，烧罐口扣2分
		灭火动作规范	6	4	2	0	灭火不完全扣4分，未放入相应灭火容器扣2分
		询问患者感受：舒适度、疼痛情况	2	1	0	0	未询问患者感受扣2分，内容不全面扣1分
		观察皮肤：红晕程度、水疱、破溃，在施罐过程中可有温、热、痒、微痛四种正常现象	6	2	0	0	未观察皮肤扣2分/项

续表

项目		分值	技术操作要求	评分等级				评分说明
				A	B	C	D	
操作过程	施罐	38	告知相关注意事项	4	2	0	0	未告知扣4分，告知不全扣2分
			协助患者取舒适体位，整理床单位	4	2	0	0	未安置体位扣2分，未整理床单位扣2分
			洗手，再次核对，记录时间	4	3	2	1	未洗手扣1分，未核对扣1分，未记录时间扣2分

第三节　火熨术

火熨术是通过热力将药酒顺着经脉上下、左右传导，令其经脉渐通、气血通畅，内外互通的一种中医操作技术，它不仅有利于调节内脏和加快病变好转，更有利于使内外相通的气血盈盛丰满，增强人体自身的抗邪、抗自然能力。

一、适用范围

适用于久病隐痛、深部不明原因疼痛或表明原因疼痛的虚证患者，如肌肉酸痛，骨关节游走性疼痛等及实寒之症，如寒湿关节疼痛，畏寒痉挛，寒湿痛经，寒凝腰痛等，亦可为肾阳虚型、风寒湿痹型腰痛患者缓解和消除症状。

二、评　估

（1）病室环境要温度适宜。

（2）主要症状、既往史、药物过敏史、月经期及是否妊娠。

（3）对热和疼痛的耐受程度。

（4）药熨部位的皮肤情况。

三、告　知

（1）药熨前，排空二便。

（2）感觉局部温度过高或出现红肿、丘疹、瘙痒、水疱等情况，嘱患者应及时告知操作者。

（3）操作时间：每次 15～30 min，每日 1～2 次。

四、物品准备

遵医嘱准备药酒及器具、治疗盘、火熨布、火熨棒、灭火盅、手套、点火器、毛毯，必要时备屏风。

五、基本操作方法

（1）核对医嘱，评估患者，做好解释。嘱患者排空二便。调节病室温度。

（2）备齐用物，携至床旁。取适宜体位，暴露药熨部位，必要时屏风遮挡患者。

（3）先施术部位涂抹药酒并按摩，火熨棒放药酒盅浸泡 2～3 min，火熨布中间区域湿水，周边保持干燥，戴手套，预热火熨布。一手持火熨棒旋转滚动，另一手拍、按、压、揉穴位或疼痛部位。

（4）药熨操作过程中注意观察局部皮肤的颜色情况，及时询问患者对温度的感受。

（5）操作完毕用火熨布严实包裹火熨棒，快速灭火。擦净局部皮肤，协助患者着衣，安排舒适体位。嘱患者避风保暖，多饮温开水。

六、注意事项

（1）各种实热证及精神障碍者禁用。

（2）有出血性疾病，如血小板减少性紫癜、月经过多、崩漏等禁用。

（3）孕妇腰骶部和腹部禁用。

（4）皮肤有破损、接触性过敏或对酒精过敏者禁用。

（5）感染性疾病、活动性结核病等烈性传染性疾病禁用。

（6）灭火后的火熨棒切忌放回酒盅内。

（7）药熨过程中应随时听取患者对温度的感受，观察皮肤颜色变化，一旦出现水疱或烫伤时应立即停止，并给予适当处理。

七、评分标准

火熨术技术操作考核评分标准如表 6-3 所示。

表 6-3　火熨术技术操作考核评分标准

项目	分值	技术操作要求	评分等级				评分说明
			A	B	C	D	
仪表	2	仪表端庄、戴表	2	1	0	0	一项未完成扣 1 分
核对	2	核对医嘱	2	1	0	0	未核对扣 2 分，内容不全面扣 1 分
评估	6	临床症状、既往史、药物过敏史、是否妊娠	4	3	2	1	一项未完成扣 1 分
		药熨部位皮肤情况、对热的耐受程度	2	1	0	0	一项未完成扣 1 分
告知	4	解释作用、简单的操作方法、局部感受、药熨前排空二便，取得患者配合	4	3	2	1	一项未完成扣 1 分
用物准备	6	洗手，戴口罩	2	1	0	0	未洗手扣 1 分，未戴口罩扣 1 分
		备齐并检查用物	4	3	2	1	少备一项扣 1 分，未检查一项扣 1 分，最高扣 4 分
环境与患者准备	10	病室整洁、光线明亮	2	1	0	0	未进行环境准备扣 2 分，环境准备不全扣 1 分
		协助患者取舒适体位	2	1	0	0	未进行体位摆放扣 2 分，体位不舒适扣 1 分
		暴露药熨部位，用垫巾保护衣物，注意保暖，保护隐私	6	4	2	0	未保护患者衣物扣 2 分，未注意保暖扣 2 分，未保护隐私扣 2 分
操作过程	48	核对医嘱	2	1	0	0	未核对扣 2 分，内容不全面扣 1 分
		施术部位涂抹药酒并按摩	2	1	0	0	未涂抹扣 2 分，涂抹不均匀扣 1 分
		戴手套，预热火熨布	4	0	0	0	未预热扣 4 分

续表

项目	分值	技术操作要求	评分等级				评分说明
			A	B	C	D	
操作过程	48	火熨棒放药酒盅浸泡 2～3 min，火熨布中间区域湿水，周边保持干燥	2	0	0	0	湿水范围不正确扣 2 分
		一手持火熨棒旋转滚动，另一手拍、按、压、揉穴位或疼痛部位	16	12	8	4	力度过轻或过重扣 4 分，时间过短或过长扣 4 分，未询问患者感受扣 4 分
		观察局部皮肤，询问患者对温度的感受，及时调整速度、温度或停止操作，防止烫伤	12	8	4	0	未观察皮肤扣 4 分，未询问患者扣 4 分，发现异常未及时处理扣 4 分
		操作完毕后火熨布严实包裹火熨棒，快速灭火，擦净局部皮肤，协助患者着衣，安排舒适体位，整理床单位	4	3	2	1	未清洁皮肤扣 1 分，未协助着衣扣 1 分，体位不舒适扣 1 分，未整理床单位扣 1 分，灭火方式不正确扣 2 分
		询问患者对操作的感受，告知注意事项	4	2	0	0	未询问患者感受扣 2 分，未告知注意事项扣 2 分
		洗手，再次核对	2	1	0	0	未洗手扣 1 分，未核对扣 1 分
操作后处置	6	用物按《医疗机构消毒技术规范》处理	2	1	0	0	处置方法不正确扣 1 分/项，最高扣 2 分
		洗手	2	0	0	0	未洗手扣 2 分
		记录	2	1	0	0	未记录扣 2 分，记录不完全扣 1 分
评价	6	流程合理、技术熟练、局部皮肤无烫伤、询问患者感受	6	4	2	0	一项不合格扣 2 分，最高扣 6 分，出现烫伤扣 6 分
理论提问	10	火熨术的适应证	5	3	0	0	回答不全面扣 2 分/题，未答出扣 5 分/题
		火熨术的注意事项	5	3	0	0	
得分							
主考老师签名：				考核日期：　　年　月　日			

第四节　头疗灸技术

头疗灸是一种中医的理疗项目（罐口由两长六短梅花瓣口设计，内插艾条直径约 2 cm），集推拿、艾灸于一体，结合揉、碾、推、按、点、烫、熨等多种手法，是具有"调、通、温、补"功效的一种操作方法。

一、适用范围

（1）经常熬夜加班，失眠、睡眠质量差：缓解精神紧张，释放压力，缓解疲劳。

（2）经常上网的人，注意力不集中：调理肝火旺导致的眼干眼涩，使人头脑清醒，眼睛润滑。

（3）脑血管疾病（如高血压、脑梗死）：改善血液循环。

（4）头痛、头晕、脑涨耳鸣：缓解头晕，神经性头痛，颈椎痛，脑供血不足。

（5）脱发人群：有利于头部毛囊修复，减少脱发。

二、评　估

（1）病室环境及温度。

（2）主要症状、既往史、凝血机制、是否妊娠或月经期。

（3）患者体质及对疼痛、温度的耐受程度。

（4）操作部位的皮肤情况。

（5）对头疗灸操作的接受程度。

三、告　知

（1）头疗灸的作用、操作方法，时间一般为 15～20 min。应考虑个体差异，儿童酌情递减。

（2）由于罐内有点燃的艾灸及罐口周围有梅花瓣齿，局部皮肤会出现红晕、疼痛，此为正常表现，数小时至数日方可消除。治疗当中如果出现不适，及时通知护士。

（3）治疗后如出现小水疱不必处理，可自行吸收，如水疱较大，护士会做相应处理。

（4）治疗后可饮一杯温开水，夏季治疗部位忌风扇或空调直吹。

四、物品准备

治疗盘、头疗灸各一个，润滑剂、打火机、灭灸盒、艾条、清洁纱布或自备毛巾，必要时备屏风、毛毯。

五、基本操作方法

（1）核对医嘱，检查罐口周围是否光滑，有无缺损裂痕。排空二便，做好解释。

（2）备齐用物，携至床旁。

（3）协助患者取合理、舒适体位。

（4）充分暴露治疗部位，注意保护隐私及保暖。

（5）观察罐体温度情况和皮肤颜色、头发情况等，询问有无不适感。

（6）操作完毕，协助患者整理衣着，安置舒适体位，整理床单位。

（7）常用手法：运、推、熨。

六、注意事项

（1）凝血机制障碍、呼吸衰竭、严重消瘦、颜面部严重水肿等不宜使用。

（2）面部、儿童、年老体弱者拔罐的时间不宜过长、力度不宜过大。

（3）使用前检查罐口周围是否光滑，罐体有无裂痕。

（4）治疗中要注意观察患者的反应，患者如有不适感，应立即停止；严重者可让患者平卧，保暖并饮热水或糖水，还可揉内关、合谷、太阳、足三里等穴。

（5）治疗后，皮肤可能会出现红晕及治疗部位皮肤轻微疼痛，为正常表现，数小时至数日方可消除，如出现小水疱不必处理，可自行吸收，如水疱较大，消毒局部皮肤后，用注射器吸出液体，覆盖消毒敷料。

（6）嘱患者保持体位相对固定；保证罐口光滑无破损；操作中防止点燃后艾灸灰落下烫伤皮肤或引燃头发；操作时注意罐体温度及时调整，使用过程中注意防火。

七、评分标准

头疗灸技术操作考核评分标准如表6-4所示。

表6-4　头疗灸技术操作考核评分标准

项目		分值	技术操作要求	评分等级				评分说明
				A	B	C	D	
仪表		2	仪表端庄、戴表	2	1	0	0	一项未完成扣1分
核对		2	核对医嘱	2	1	0	0	未核对扣2分,内容不全面扣1分
评估		6	临床症状、既往史、凝血机制、是否妊娠或月经期	4	3	2	1	一项未完成扣1分
			拔罐部位皮肤情况,对温度、疼痛的耐受程度	2	1	0	0	一项未完成扣1分
告知		4	解释作用、简单的操作方法、局部感受,取得患者配合	4	3	2	1	一项未完成扣1分
用物准备		7	洗手,戴口罩	2	1	0	0	未洗手扣1分,未戴口罩扣1分
			备齐并检查用物	5	4	3	2	少备一项扣1分,未检查一项扣1分,最高扣5分
环境与患者准备		7	病室整洁、保护隐私、注意保暖、避免对流风	3	2	1	0	一项未完成扣1分,最高扣3分
			协助患者取舒适体位,充分暴露治疗部位	4	3	2	1	未进行体位摆放扣2分,体位不舒适扣1分,未充分暴露部位扣1分
操作过程	头疗灸	38	核对医嘱	2	1	0	0	未核对扣2分,内容不全面扣1分
			检查罐口是否完好,使用打火机将艾灸条充分点燃	10	8	6	4	未检查罐口2分,部位不准确扣2分,艾灸条未充分点燃扣2分,动作生硬扣2分,烧罐口扣2分
			灭火动作规范	6	4	2	0	灭火不完全扣4分,未放入相应灭火容器扣2分
			询问患者感受:舒适度、疼痛情况	2	1	0	0	未询问患者感受扣2分,内容不全面扣1分

项目		分值	技术操作要求	评分等级				评分说明
				A	B	C	D	
操作过程	头疗灸	38	观察皮肤：红晕程度、水疱、破溃	6	2	0	0	未观察皮肤扣2分/项
			告知相关注意事项	4	2	0	0	未告知扣4分，告知不全扣2分
			协助患者取舒适体位，整理床单位	4	2	0	0	未安置体位扣2分，未整理床单位扣2分
			洗手，再次核对，记录时间	4	3	2	1	未洗手扣1分，未核对扣1分，未记录时间扣2分

第五节　温通拨筋罐技术

温通拨筋罐是一种疗效显著、舒适度高的新疗法（罐口由12片梅花瓣口设计，内插艾条直径达5 cm），它集推拿、艾灸、刮痧、拨筋于一体，结合揉、碾、推、按、点、烫、熨等多种手法，是具有"调、通、温、补"功效的一种操作方法。

一、适用范围

（1）中医的风、寒、湿所致的病症。

（2）各种类型的疼痛：颈肩腰腿痛、脊柱及腰背劳损、上背痛、肌肉拉伤、颈椎病、腰椎间盘突出症、强直性脊柱炎、肌筋膜炎。

（3）慢性疾病：中风后遗症、糖尿病微循环障碍所致的酸麻胀痛。

（4）妇科疾病：月经不调，痛经，慢性盆腔炎等。

（5）内科疾病：如感冒、功能性消化不良、腹泻、便秘、失眠等。

（6）外科围手术期的调理，术后虚劳，胃肠手术的恢复等。

二、评　估

（1）病室环境及温度。

（2）主要症状、既往史、凝血机制、是否妊娠或月经期。

（3）患者体质及对疼痛、温度的耐受程度。

（4）操作部位的皮肤情况。

（5）对温通拨筋罐操作的接受程度。

三、告　知

（1）告知温通拨筋罐的作用和操作方法，时间一般为 20～30 min。应考虑个体差异，儿童酌情递减。

（2）由于罐内有点燃的艾灸及罐口周围有梅花瓣齿，局部皮肤会出现红晕、疼痛，此为正常表现，数小时至数日方可消除。治疗当中如果出现不适，及时通知护士。

（3）治疗后如出现小水疱不必处理，可自行吸收，如水疱较大，护士会做相应处理。

（4）治疗后可饮一杯温开水，夏季治疗部位忌风扇或空调直吹。

四、物品准备

治疗盘、温通拔筋罐各一个，润滑剂、打火机、灭灸盒、艾条、清洁纱布或自备毛巾，必要时备屏风、毛毯。

五、基本操作方法

（1）核对医嘱，根据部位选择罐的大小，检查罐口周围是否光滑，有无缺损裂痕。排空二便，做好解释。

（2）备齐用物，携至床旁。

（3）协助患者取合理、舒适体位。

（4）充分暴露治疗部位，注意保护隐私及保暖。

（5）观察罐体温度情况和皮肤颜色，询问有无不适感。

（6）操作完毕，协助患者整理衣着，安置舒适体位，整理床单位。

（7）常用拔罐手法：运、推、拨。

六、注意事项

（1）凝血机制障碍，呼吸衰竭，重度心脏病，严重消瘦者，孕妇的腹部、腰骶部及严重水肿者等不宜拔罐。

（2）拔罐时要选择适当体位和肌肉丰满的部位，骨骼凹凸不平及毛发较多的部位均不适宜。

（3）面部、儿童、年老体弱者拔罐的时间不宜过长、力度不宜过大。

（4）拔罐时要根据不同部位选择大小适宜的罐，检查罐口周围是否光滑，罐体有无裂痕。

（5）拔罐中要注意观察患者的反应，患者如有不适感，应立即停止；严重者可让患者平卧，保暖并饮热水或糖水，还可揉内关、合谷、太阳、足三里等穴。

（6）拔罐后，皮肤可能会出现红晕及治疗部位皮肤轻微疼痛，为正常表现，数小时至数日方可消除，如出现小水疱不必处理，可自行吸收，如水疱较大，消毒局部皮肤后，用注射器吸出液体，覆盖消毒敷料。

（7）嘱患者保持体位相对固定；保证罐口光滑无破损；操作中防止点燃后艾灸灰落下烫伤皮肤；操作时注意罐体温度及时调整，拔罐过程中注意防火。

七、评分标准

温通拔筋罐技术操作考核评分标准如表 6-5 所示。

表 6-5　温通拔筋罐技术操作考核评分标准

项目	分值	技术操作要求	评分等级				评分说明
			A	B	C	D	
仪表	2	仪表端庄、戴表	2	1	0	0	一项未完成扣1分
核对	2	核对医嘱	2	1	0	0	未核对扣2分，内容不全面扣1分
评估	6	临床症状、既往史、凝血机制、是否妊娠或月经期	4	3	2	1	一项未完成扣1分
		拔罐部位皮肤情况、对温度、疼痛的耐受程度	2	1	0	0	一项未完成扣1分

续表

项目		分值	技术操作要求	评分等级				评分说明
				A	B	C	D	
告知		4	解释作用、简单的操作方法、局部感受，取得患者配合	4	3	2	1	一项未完成扣1分
用物准备		7	洗手，戴口罩	2	1	0	0	未洗手扣1分，未戴口罩扣1分
			备齐并检查用物	5	4	3	2	少备一项扣1分，未检查一项扣1分，最高扣5分
环境与患者准备		7	病室整洁、保护隐私、注意保暖、避免对流风	3	2	1	0	一项未完成扣1分，最高扣3分
			协助患者取舒适体位，充分暴露拔罐部位	4	3	2	1	未进行体位摆放扣2分，体位不舒适扣1分，未充分暴露拔罐部位扣1分
操作过程	拔罐	38	核对医嘱	2	1	0	0	未核对扣2分，内容不全面扣1分
			检查罐口是否完好，使用打火机将艾灸条充分点燃	10	8	6	4	未检查罐口扣2分，部位不准确扣2分，艾灸条未充分点燃扣2分，动作生硬扣2分，烧罐口扣2分
			灭火动作规范	6	4	2	0	灭火不完全扣4分，未放入相应灭火容器扣2分
			询问患者感受：舒适度、疼痛情况	2	1	0	0	未询问患者感受扣2分，内容不全面扣1分
			观察皮肤：红晕程度、水疱、破溃	6	2	0	0	未观察皮肤扣2分/项
			告知相关注意事项	4	2	0	0	未告知扣4分，告知不全扣2分
			协助患者取舒适体位，整理床单位	4	2	0	0	未安置体位扣2分，未整理床单位扣2分
			洗手，再次核对，记录时间	4	3	2	1	未洗手扣1分，未核对扣1分，未记录时间扣2分

第六节 悬灸技术

悬灸一般是指悬空施灸，即不借助于任何灸器以左手按穴、右手持艾的悬空操作的一项中医外治技术，具有温经散寒、行气通络、扶阳固脱等功效。

一、评 估

（1）病室环境及温度。

（2）临床症状、既往史、是否妊娠、是否有出血性疾病。

（3）皮肤情况，对热、气味的耐受程度。

二、目 的

促进经气运行，循经走脉，为正常细胞、免疫活细胞及能量缺乏的病态细胞输送活化能，同时借助反馈调节机制，纠正病理状态下能量代谢的紊乱状态，调控人体的免疫力，从而达到祛寒祛湿、疏通经络、调和气血、协调阴阳、扶正固脱的效果，对慢性病和亚健康状态有很好的调节作用。

三、禁忌证

月经期禁灸、饥饿时禁灸、夜晚不宜多灸等。

四、用物准备

艾条，弯盘，纱布，治疗盘，打火机，屏风，细口瓶，计时器。

五、操作程序

（1）核对确认医嘱，做好解释。

（2）备齐用物，携至床旁。

（3）核对患者：姓名、年龄、床号、床头卡、腕带（选取两种以上的身份识别）。

（4）协助患者取合理、舒适体位，暴露注射部位（注意保护隐私）。

（5）点燃艾条，将点燃的一端对准施灸穴位，选择三种手法施灸，随时弹去艾灰，灸至局部皮肤出现红晕，观察施灸部位皮肤，询问患者感受，以患者温热感受调整施灸距离。

（6）灸后艾条放入灭火器中彻底熄灭，清洁局部皮肤。

（7）再次查对患者信息，观察患者局部皮肤，询问患者感受，进行宣教。

（8）协助患者取舒适卧位，整理床单位。

（9）整理用物，密切观察患者用药后反应，洗手并记录。

（10）用物按《医疗机构消毒技术规范》处理，洗手，核对医嘱并记录。

六、护理及注意事项

施灸的顺序：先背后腹，先上后下，先阳后阴，先灸命门；灸后不能受风寒，尤其注意颈部、脚部的保暖；灸后 2 h 内不宜洗澡；悬灸前后要多喝温水；施灸期间不吃或少吃寒凉食物，在夏季施灸时，室内空调不要调太低，或风不能直接对着身体吹；每次悬灸时间尽量不要超过 90 min，老人和儿童每次不能超过 1 h；灸时皮肤不能出现灼热感；月经期饥饿时禁灸，夜晚不宜多灸，脉压 < 25 mmHg 禁灸，注意安全灭火。

七、健康教育

悬灸调理亚健康容易操作，患者需要耐心治疗，调整心态，调整生活规律，劳逸结合，保证充足睡眠，每天保证适当锻炼，增加免疫力。

八、评分标准

悬灸技术操作考核评分标准如表 6-6 所示。

表 6-6　悬灸技术操作考核评分标准

项目	分值	技术操作要求	评分等级				评分说明
			A	B	C	D	
仪表	2	仪表端庄、戴表	2	1	0	0	一项未完成扣 1 分
核对	2	核对医嘱	2	1	0	0	未核对扣 2 分，内容不全面扣 1 分

项目	分值	技术操作要求	评分等级				评分说明
			A	B	C	D	
评估	7	临床症状、既往史、是否妊娠、是否有出血性疾病	4	3	2	1	一项未完成扣1分
		施灸部位皮肤情况，对热、气味的耐受程度	3	2	1	0	一项未完成扣1分
告知	3	解释作用、操作方法、局部感受，取得患者配合	3	2	1	0	一项未完成扣1分
用物准备	5	洗手，戴口罩	2	1	0	0	未洗手扣1分，未戴口罩扣1分
		备齐并检查用物	3	2	1	0	少备一项扣1分，未检查一项扣1分，最高扣3分
环境与患者准备	7	病室整洁、光线明亮，避免对流风	2	1	0	0	未进行环境准备扣2分，环境准备不全扣1分
		协助患者取舒适体位	3	2	1	0	未嘱排二便扣1分，未进行体位摆放扣2分，体位不舒适扣1分，未充分暴露治疗部位扣1分，未保护隐私扣1分，最高扣3分
操作过程	52	暴露施灸部位皮肤，注意保暖，保护隐私	3	2	1	0	未充分暴露施灸部位扣1分，未保暖扣1分，未保护隐私扣1分
		核对医嘱	2	1	0	0	未核对扣2分，内容不全面扣1分
		确定施灸部位	4	2	0	0	未确定施灸部位扣4分，穴位不准确扣2分
		点燃艾条，将点燃的一端对准施灸穴位，艾条与皮肤距离符合要求	4	2	0	0	艾条与皮肤距离不符合要求扣2分/穴位，最高扣4分
		选择三种手法，方法正确	12	8	4	0	少一种手法扣4分，距离不符合要求扣4分
		随时弹去艾灰，灸至局部皮肤出现红晕	8	4	0	0	未弹艾灰扣4分，施灸时间不合理扣4分

续表

项目	分值	技术操作要求	评分等级				评分说明
			A	B	C	D	
操作过程	52	观察施灸部位皮肤，询问患者感受，以患者温热感受调整施灸距离	4	3	2	1	未观察皮肤扣2分，未询问患者感受扣1分，未及时调整施灸距离扣1分
		灸后艾条放入小口瓶中彻底熄灭，清洁局部皮肤	4	2	0	0	艾条熄灭方法不正确扣2分，未清洁皮肤扣2分
		协助患者取舒适体位，整理床单位	4	2	0	0	未安置体位扣2分，未整理床单位扣2分
		观察患者局部皮肤，询问患者感受	4	2	0	0	施灸后未观察皮肤扣2分，未询问患者感受扣2分
		告知相关注意事项，酌情开窗通风	4	3	2	1	注意事项内容少一项扣1分，最高扣2分，未酌情开窗扣2分
		洗手，再次核对	2	1	0	0	未洗手扣1分，未核对扣1分
操作后处置	6	用物按《医疗机构消毒技术规范》处理	2	1	0	0	处置方法不正确扣1分/项，最高扣2分
		洗手	2	0	0	0	未洗手扣2分
		记录	2	1	0	0	未记录扣2分，记录不完全扣1分
评价	6	流程合理、技术熟练、局部皮肤无损伤、询问患者感受	6	4	2	0	一项不合格扣2分，最高扣6分，出现烫伤扣6分
理论提问	10	悬灸的禁忌证	5	3	0	0	回答不全面扣2分/题，未答出扣5分/题
		悬灸的注意事项以及三种操作手法	5	3	0	0	
得分							
主考老师签名：			考核日期：　　年　月　日				

第七章　康复科常见西医操作技术及评分

本章主要讲述康复科常见西医操作技术及评分，从十个方面进行叙述，分别是肢体气压治疗、机械辅助排痰技术、血糖监测技术、中心吸氧技术、密闭式输血技术、心电监护技术、皮内注射技术、皮下注射技术、密闭式静脉输液技术、经口鼻吸痰技术。

第一节　肢体气压治疗

肢体气压治疗主要是指通过加大气压对身体的软组织、动脉、静脉、血管以及神经施加一定的压力，从而缓解不适症状的治疗方式。

一、适用范围

肢体气压治疗的适应证是脑出血或脑梗死后遗症等。对于长期卧床或处于被动体位的患者，预防下肢深静脉血栓形成的效果尤为明显，如因脑出血或脑梗死后遗症需要长期卧床的患者，尤其适合气压治疗。对于下肢静脉瘀滞性溃疡患者，可采用气压疗法，如脑血管意外后偏瘫引起的神经反射性水肿和肢体水肿。

二、评　估

（1）病室环境及温度。

（2）了解患者年龄、病情、意识形态、身体状况及合作程度。

（3）了解肢体气压治疗仪的工作原理，适应证及禁忌证。

（4）评估患者局部肢体感觉、皮肤情况，有无出血倾向、静脉血栓等禁忌证。

（5）解释合理（向患者及家属解释目的、操作方法及配合指导）。

（6）语言文明、态度和蔼。

（7）是否需要便器，协助患者取舒适体位。

三、告　知

（1）如在使用空气波压力治疗仪中，病患出现疼痛或不适等现象及时告知护士。

（2）治疗过程中，不可穿戴弹力袜以及外缠弹力带等。

（3）操作后保暖，30 min 内避免受风着凉，以防外邪入侵。

（4）操作后嘱其饮用温开水适量，有助于体内代谢。

四、物品准备

气压治疗仪、治疗单、医嘱本、笔、病号服、袜子（患者自备），治疗车。

五、基本操作方法

（1）推车至床旁，核对床号、姓名并解释。

（2）接通电源，协助患者取坐位或仰卧位，穿裤子、袜子。

（3）将治疗仪套筒穿在患者肢体上，连接通气筒，打开开关，调整模式，按时间键、调整压力键，核对后按 START（开始）键。

（4）治疗过程中，应注意观察患肢的肤色变化情况，并询问患者的感觉，根据情况及时调整治疗剂量。

（5）再次查对，向患者及家属交代注意事项。

（6）在治疗单上记录时间，家属签名。

（7）正常启动压力适中、保持工作状态，20 min 后自动停止。操作完毕后，拔除墙壁电源，撤离套筒。

（8）协助患者取舒适卧位，整理床单位，推气压治疗车返回，归位，用物处置，洗手。

六、注意事项

（1）操作者注意根据患者胖瘦选择好压力。

（2）注意禁忌证，必须询问有无血栓病史。

（3）每次治疗前应检查患肢，若有尚未结痂的溃疡或压疮应加以隔离保护后再行治疗，若有新鲜出血伤口则应暂缓治疗。

（4）对老年，血管弹性差者，治疗压力可从低值开始，治疗几次后逐渐增加至所需的治疗压力。

（5）仪器不要落地，用后放进储物室备用。

（6）告知家属及患者不要自行调整，以免给患者带来伤害。

（7）治疗仪工作过程中有不适及时通知护士。

七、评分标准

肢体气压操作评分表如表 7-1 所示。

表 7-1　肢体气压操作评分表

项目	分值	技术操作要求	评分等级				评分说明
			A	B	C	D	
仪表	2	仪表端庄、服装整齐、洗手戴口罩、戴表	2	1	0	0	一项未完成扣 1 分
核对	2	核对医嘱	2	1	0	0	未核对扣 2 分，内容不全面扣 1 分
评估	8	（1）了解患者年龄、病情、意识形态、身体状况，患者合作程度；（2）了解气压治疗仪的工作原理，适应证及禁忌证；（3）评估患者局部肢体感觉、皮肤情况，有无出血倾向、静脉血栓等禁忌证；（4）解释合理（向患者及家属解释目的、操作方法及配合指导）；（5）语言文明、态度和蔼；（6）是否需要便器，协助患者取舒适体位	4	3	2	1	一项未完成扣 1 分，仪表一项不合格扣 2 分，评估一项不到位扣 3 分，未评估每项扣 1 分
告知	4	向患者解释肢体气压治疗的目的、注意事项，取得患者配合	4	3	2	1	未说明解释各扣 1 分

项目	分值	技术操作要求	评分等级 A	评分等级 B	评分等级 C	评分等级 D	评分说明
用物准备	6	洗手、戴口罩	2	1	0	0	未洗手扣1分，未戴口罩扣1分
		物品准备：气压治疗仪、治疗单、医嘱本、笔、病号服、袜子（患者自备），治疗车，两人核对医嘱本、治疗单	4	3	2	1	少备一项扣1分，未检查一项扣1分，最高扣4分
环境准备	6	安全、整洁、安静、温湿度适宜	4	2	0	0	未进行环境准备扣4分，环境准备不全扣2分
操作过程	50	推车至床旁，核对床号、姓名并解释	6	2	1	0	未说明解释各扣1分，未进行查对扣2分
操作过程	50	接通电源，协助患者取坐位或仰卧位，穿裤子、袜子	6	3	2	1	未取合适体位扣2分，未给患者穿裤子袜子各扣2分
		将治疗仪套筒穿在患者肢体上，连接通气筒，打开开关，调整模式，按时间键、调整压力键，核对后按开始键	8	4	2	0	连接气囊套错误扣2分，调节时间错误扣3分，调节压力错误扣3分，操作顺序错误扣3分
		治疗过程中，应注意观察患肢的肤色变化情况，并询问患者感觉，根据情况及时调整治疗剂量	6	3	2	0	操作中未观察患肢情况扣4分，未询问患者感受扣2分
		再次查对，向患者及家属交代注意事项	6	4	2	0	未交代注意事项扣4分
		在治疗单上记录时间，家属签名	6	4	2	0	未记录、签名扣3分
		正常启动压力适中、保持工作状态，20 min后自动停止，操作完毕后，拔除墙壁电源、撤离套筒	6	4	0	0	一项未完成扣2分，最高扣6分
		协助患者取舒适卧位，整理床单位，推气压治疗车返回，归位	6	3	2	1	一项未完成扣2分，最高扣6分

续表

项目	分值	技术操作要求	评分等级				评分说明
			A	B	C	D	
操作后处置	6	用物按《医疗机构消毒技术规范》处理	2	1	0	0	处置方法不正确扣1分,最高扣2分
		洗手	2	1	0	0	未洗手扣2分
		记录	2	1	0	0	未记录扣2分,记录不完全扣1分
评价	6	(1)操作正确,动作轻柔;(2)根据患者病情正确调节治疗模式;(3)观察、处理故障正确;(4)患者无不适	6	4	2	0	计划性不强扣2分,操作方法不正确扣3分,不符合原则扣5分,患者感觉不适扣2分,超过30 s一次累加扣1分
理论提问	10	气压治疗仪的适应证及禁忌证	5	3	0	0	回答不全面扣2分,未答出扣5分
		气压治疗仪的使用注意事项	5	3	0	0	
得分							
主考老师签名;				考核日期:　　年　月　日			

第二节　机械辅助排痰技术

振动排痰机是一种通过振动使得痰液松动而利于咳出的机器。

一、适用范围

协助术后、体弱患者增强排除呼吸系统痰液等分泌物的能力,改善肺部血液循环状况,预防、减少呼吸系统并发症的发生。

二、评　估

(1)患者病情,意识合作程度。

(2)患者的胸片情况,呼吸音,呼吸状态,自主咳嗽能力,痰液性质和血氧饱和度。

（3）患者进餐时间，雾化治疗时间，背部皮肤情况。

三、告　知

（1）治疗的次数遵医嘱，宜在餐前 1～2 h 或餐后 2 h 进行。

（2）叩击排痰前最好进行 20 min 雾化治疗。

（3）出血部位禁用，气胸、胸壁疾病，肺部血栓，肺出血或咯血，房颤、室颤，急性心肌梗死，不能耐受振动的患者禁用。

四、物品准备

振动排痰仪。

五、基本操作方法

（1）核对医嘱，检查振动排痰仪的使用完整性。排空二便，做好解释。

（2）备齐用物，携至床旁。

（3）协助患者取合理、舒适卧位注意保暖。

（4）观察患者对治疗的反应，排出痰液的性质和病情变化，若有异常立刻停止使用排痰仪，报告医生对症处理。

（5）操作完毕，协助患者整理衣着，安置舒适卧位，整理床单位。

六、注意事项

（1）为避免交叉感染，叩击头外罩应用一次性保护套。

（2）治疗频率为 10～35 cps。

（3）使用前检查罐振动排痰仪的完整性。

七、评分标准

振动排痰仪排痰操作评分表如表 7-2 所示。

表 7-2 振动排痰仪排痰操作评分表

项目	分值	技术操作要求	评分等级				评分说明
			A	B	C	D	
仪表	2	仪表端庄、戴表	2	1	0	0	一项未完成扣1分
核对	2	核对医嘱	2	1	0	0	未核对扣2分，内容不全面扣1分
评估患者	4	评估患者病情、意识合作程度，患者胸片情况、呼吸音、呼吸状态、自主咳嗽能力、痰液性质和血氧饱和度	4	3	2	1	一项未完成扣1分
	6	评估患者进餐时间、雾化治疗时间、背部皮肤情况	2	1	0	0	一项未完成扣1分
告知	4	解释使用排痰仪的作用，简单的操作方法，取得患者配合	4	3	2	1	一项未完成扣1分
用物准备	10	洗手、戴口罩	2	1	0	0	未洗手扣1分，未戴口罩扣1分
		备齐并检查用物	4	3	2	1	少备一项扣1分，未检查一项扣1分，最高扣4分
环境准备	2	安全、整洁、安静、温湿度适宜	2	1	0	0	未进行环境准备扣2分，环境准备不全扣1分
操作过程	40	携用物至床旁，核对医嘱	3	2	1	0	未核对扣2分，内容不全面扣1分
		做好解释工作，询问是否进食	3	3	2	1	一项未确认扣1分，最该扣4分
		协助病人取舒适卧位，注意保暖	6	4	2	0	未人文关怀扣4分，未保暖扣2分，最高扣6分
		接通电源开关，根据患者具体情况选择模式，调节振动频率（10～35 cps），时间10 min	4	3	2	0	模式或振动频率与患者情况不符扣2分，最高扣4分
		治疗时平稳握住叩击头，由下而上，由外向里叩击，每个部位叩击30 s左右，然后移到下一部位，直到整个胸廓，治疗时间10 min	6	4	2	0	叩击顺序错误扣4分，叩击速度过快扣2分

续表

项目	分值	技术操作要求	评分等级				评分说明
			A	B	C	D	
操作过程	40	评估患者对治疗的反应，排痰过程中密切观察患者病情变化，若有异常立刻停止使用排痰仪，报告医生对症处理	6	4	2	0	一项未完成扣2分，最高扣4分
		操作完毕，关闭排痰仪，协助患者咳嗽排痰	4	2	0	0	一项未完成扣2分，最高扣4分
		再次核对患者信息，记录结果	2	1	0	0	未核对扣2分
		向患者宣教注意事项，协助患者取舒适卧位，整理床单位	4	3	2	1	一项未完成扣2分，最高扣4分
操作后处置	10	用物按《医疗机构消毒技术规范》处理	2	1	0	0	处置方法不正确扣1分，最高扣2分
		洗手	2	1	0	0	未洗手扣2分
		记录	2	1	0	0	未记录扣2分，记录不完全扣1分
评价	10	流程合理、技术熟练、方法正确	6	4	2	0	一项不合格扣2分，最高扣6分
理论提问	10	使用振动仪排痰的注意事项	5	3	0	0	回答不全面扣2分，未答出扣5分
		使用振动排痰仪操作并发症的预防及处理	5	3	0	0	
得分							
主考老师签名：				考核日期：　　年　月　日			

第三节　血糖监测技术

血糖监测即是对血糖值的定期检查。实施血糖监测可以更好地掌控糖尿病患者的血糖变化，对生活规律、活动、运动、饮食以及合理用药都具有重要的指导意义，并可以帮助患者随时发现问题。

一、适用范围

适用于糖尿病患者或者需要监测血糖的患者。

二、评　估

（1）患者的病情、意识状态和合作程度。

（2）患者进食情况。

（3）有无剧烈运动、抽烟和饮用刺激性饮料。

（4）患者服用降糖药情况。

（5）患者手指皮肤情况、运血情况，有无对酒精过敏。

三、告　知

护理人员向患者解释目的、操作过程及如何配合。

四、用物准备

一次性采血针头、酒精、棉签、血糖仪及试纸。

五、基本操作方法

（1）核对医嘱、评估患者、做好解释。

（2）备齐用物，携至床旁。

（3）协助患者取合理、舒适体位。

（4）遵照医嘱，查看局部皮肤，使准备采血的手下垂 10～15 s。

（5）用 75% 的酒精消毒指腹，待干。

（6）打开血糖仪开关。

（7）根据试纸编号调整仪器。

（8）核对，备采血针。

（9）取试纸。

（10）推压手指两侧血管至指前端 1/3 处。

（11）采血针紧挨皮肤，按动开关，针刺指腹。

（12）将第一滴血丢弃，第二滴血吸入试纸测试区域，使测试区域完全变成红色。

（13）棉签按压针眼部位 1～5 min。

（14）观察患者局部皮肤，记录。

（15）操作完毕，取舒适体位。

六、注意事项

（1）测血糖前确认血糖仪上的号码与试纸号码一致。

（2）确认患者手指酒精干透后再进行操作。

（3）滴血量，应使试纸区完全变成红色。

（4）避免试纸发生污染。

七、评分标准

血糖监测操作评分表如表表 7-3 所示。

表 7-3　血糖监测操作评分表

项目	分值	技术操作要求	评分等级				评分说明
			A	B	C	D	
仪表	2	仪表端庄、戴表	2	1	0	0	一项未完成扣 1 分
核对	2	核对医嘱	2	1	0	0	未核对扣 2 分，内容不全面扣 1 分
评估患者	2	了解患者病情，是否符合测血糖的要求	4	3	2	1	一项未完成扣 1 分
	3	评估患者手指尖、末梢循环情况	2	1	0	0	一项未完成扣 1 分
告知	4	向患者解释血糖监测的目的、注意事项，取得患者配合	4	3	2	1	一项未完成扣 1 分
用物准备	6	洗手、戴口罩	2	1	0	0	未洗手扣 1 分，未戴口罩扣 1 分
		备齐并检查用物	4	3	2	1	少备一项扣 1 分，未检查一项扣 1 分，最高扣 4 分

项目	分值	技术操作要求	评分等级				评分说明
			A	B	C	D	
环境准备	2	安全、整洁、安静、温湿度适宜	2	1	0	0	未进行环境准备扣2分，环境准备不全扣1分
操作过程	43	携用物至床旁，核对医嘱	3	2	1	0	未核对扣2分，内容不全面扣1分
		做好解释工作，确认患者是否符合餐后2h血糖监测的要求	4	3	2	1	一项未确认扣1分，最该扣4分
		协助患者取舒适卧位，75%酒精消毒指腹及两侧皮肤，待干	6	4	2	0	消毒液使用不规范扣4分，未待干扣2分，最高扣6分
		插入试纸并核对条码，条码不符时调整至相符	4	3	2	0	未核对试纸扣2分，最该扣4分
		用采血针刺入已消毒过的指尖侧面，用棉签擦掉流出的第一滴血，采血针放入锐器盒	6	4	2	0	未擦掉第一滴血扣4分，采血针未放进锐器盒扣2分
		利用虹吸法将血吸入试纸测试区，指导患者正确按压穿此处	6	4	2	0	一项未完成扣2分，最高扣4分
操作过程	43	血糖仪平放等待显示数值，读取数值	4	2	0	0	一项未完成扣2分，最高扣4分
		再次核对患者信息，记录结果	2	1	0	0	未核对扣2分
		根据测得的血糖数值向患者做好宣教，协助患者取舒适体位，整理床单位	4	3	2	1	一项未完成扣2分，最高扣4分
操作后处置	6	用物按《医疗机构消毒技术规范》处理	2	1	0	0	处置方法不正确扣1分，最高扣2分
		洗手	2	1	0	0	未洗手扣2分
		记录	2	1	0	0	未记录扣2分，记录不完全扣1分
评价	6	流程合理、技术熟练、方法正确	6	4	2	0	一项不合格扣2分，最高扣6分

续表

项目	分值	技术操作要求	评分等级				评分说明
			A	B	C	D	
理论提问	10	空腹血糖的注意事项	5	3	0	0	回答不全面扣2分，未答出扣5分
		血糖的正常值	5	3	0	0	
得分							
主考老师签名；				考核日期：　　年　月　日			

第四节　中心吸氧技术

中心氧气吸入技术是通过中心吸氧装置给患者吸入高于空气中氧浓度的氧气，以增加患者肺泡内的氧分压，提高动脉血氧分压和氧饱和度的水平，促进代谢，改善组织缺氧的一种治疗方法。

一、评　估

（1）评估病室环境，温度及设备。

（2）评估患者的病情、意识、呼吸状况、心理状态、合作程度及缺氧程度。

（3）评估鼻腔状况：有无鼻息肉、鼻中隔偏曲或分泌物阻塞及鼻手术史等。

（4）动态评估氧疗效果。

二、目　的

（1）提高患者血氧含量及动脉血氧饱和度，纠正缺氧。

（2）促进组织的新陈代谢，维持机体生命活动。

三、禁忌证

氧中毒者禁用。

四、物品准备

治疗盘、无菌棉签、生理盐水、吸氧管、流量表、湿化瓶（内盛灭菌注射用水）、连接流量表及湿化瓶、手消毒液、感染性废物桶、生活废物桶、氧气流量记录表、笔、电筒、医嘱单。

五、操作程序

（1）核对确认医嘱，排空二便，做好解释。

（2）备齐用物，携至床旁。

（3）核对患者。

（4）六步洗手法洗手、戴口罩。

（5）协助患者取舒适体位，用棉签清洁患者鼻孔。

（6）连接吸氧装置及鼻导管，根据医嘱调节流量。

（7）确认氧气导管通畅后，核对患者姓名及年龄准确无误后，将氧气导管轻轻插入患者鼻孔，妥善固定。

（8）再次核对患者姓名年龄及吸氧浓度。

（9）安置舒适体位，整理床单位。

（10）告知患者用氧安全知识，收拾整理用物，密切观察患者吸氧后的反应，洗手，记录并签名。

六、护理及注意事项

（1）吸氧过程中需要调节氧流量时，应当先将患者鼻导管取下，调节好流量后，再与患者连接。停止吸氧时，先取下鼻导管，再关流量表。

（2）持续吸氧的患者，应当保持管道通畅，必要时进行更换。

（3）保持呼吸道通畅，注意湿化气道。

（4）若用面罩吸氧法，注意观察患者面部、耳郭及皮肤受压情况。

（5）观察、评估患者吸氧效果。

（6）新生儿吸氧应严格控制用氧浓度和用氧时间。

（7）注意用氧安全，避免在氧气管道周围使用明火。

七、健康教育

（1）根据患者病情，指导患者进行有效的呼吸。

（2）告知患者不要自行摘除鼻导管或者调节氧流量。

（3）告知患者如感到鼻咽部干燥不适或者胸闷憋气时，应当及时通知医护人员。

（4）告知患者有关用氧安全的知识。

八、评分标准

中心氧气吸入技术操作考核评分标准如表 7-4 所示。

表 7-4　中心氧气吸入技术操作考核评分标准

项目	分值	技术操作要求	评分等级				评分说明
			A	B	C	D	
仪表	2	仪表端庄、戴表	2	1	0	0	一项未完成扣 1 分
核对	2	核对医嘱	2	1	0	0	未核对扣 2 分，内容不全面扣 1 分
评估	6	临床症状、呼吸状况、合作程度、缺氧程度	4	3	2	1	一项未完成扣 1 分
		鼻腔状况、心理状态	2	1	0	0	一项未完成扣 1 分
告知	4	解释作用、简单的操作方法、局部感受，取得患者配合	4	3	2	1	一项未完成扣 1 分
用物准备	6	洗手，戴口罩	2	1	0	0	未洗手扣 1 分，未戴口罩扣 1 分
		备齐并检查用物	4	3	2	1	少备一项扣 1 分，未检查一项扣 1 分，最高扣 4 分
环境与患者准备	8	病室整洁、环境安全、光线明亮、温度适宜	4	3	2	1	一项未完成扣 1 分
		协助患者取舒适体位	4	2	0	0	未进行体位摆放扣 4 分，体位不舒适扣 2 分，

续表

项目	分值	技术操作要求	评分等级				评分说明
			A	B	C	D	
操作过程	50	核对医嘱	4	2	0	0	未核对扣4分，内容不全面扣2分
		用棉签清洁患者鼻孔	6	3	0	0	未清洁扣6分，清洁一个鼻孔扣3分
		将氧气装置与供氧装置接通后，连接鼻导管	4	2	0	0	氧气装置与供氧装置接通不正确扣2分，氧气装置与鼻导管连接不正确扣2分
操作过程	50	核对医嘱	4	2	0	0	未核对扣4分，内容不全面扣2分
		调节氧流量	10	6	0	0	调节过大过小扣4分，未调节扣10分
		检查导管是否通畅，然后将鼻导管轻轻插入患者鼻孔，并进行固定	8	6	4	2	未检查扣2分，动作不轻柔扣2分，未固定扣4分
		询问患者感受	2	0	0	0	未询问患者感受扣2分
		告知相关注意事项	4	2	0	0	未告知扣4分，告知不全扣2分
		协助患者取舒适体位	2	0	0	0	未安置体位扣2分
		整理床单位	2	0	0	0	未整理床单位扣2分
		洗手、再次核对	4	3	1	0	未洗手扣1分，未核对扣3分
操作后处置	6	用物按《医疗机构消毒技术规范》处理	2	1	0	0	处置方法不正确扣1分/项，最高扣2分
		洗手	2	0	0	0	未洗手扣2分
		记录	2	1	0	0	未记录扣2分，记录不完全扣1分
评价	6	流程合理、技术熟练、询问患者感受	6	4	2	0	一项不合格扣2分，最高扣6分
理论提问	10	吸氧的禁忌证	5	3	0	0	回答不全面扣2分/题，未答出扣5分/题
		吸氧的注意事项	5	3	0	0	
得分							
主考老师签名：			考核日期：　年　月　日				

第五节　密闭式输血技术

静脉输血是将全血或成分血如血浆、红细胞、白细胞或血小板等通过静脉输入体内的方法。

一、评　估

（1）病室环境要室温适宜。

（2）核对患者是否签署知情同意书。

（3）核对患者的血标本是否验血型和做交叉配血试验。

（4）了解患者的年龄、病情、意识状态、自理能力、合作程度。

（5）了解治疗情况、血型、输血史、过敏史、心理状态、对输血相关知识的了解程度。

（6）患者穿刺部位的皮肤、血管状况，选择适宜的输注部位，避开破损、发红、硬结、皮疹等部位的血管。

二、目　的

（1）补充血容量：增加有效循环血量，改善心肌功能和全身血液灌流，提升血压，增加心排血量，促进循环。

（2）纠正贫血：增加血红蛋白含量，提高携氧能力。

（3）补充血浆蛋白：增加蛋白质，改善营养状态，维持血浆胶体渗透压，减少组织渗出和水肿，保持有效循环血量。

（4）补充各种凝血因子和血小板：改善凝血功能，有助于止血。

（5）补充抗体、补体等血液成分：增强机体免疫力，提高机体抗感染的能力。

（6）排除有害物质；改善组织器官的缺氧状况，用于一氧化碳、苯酚等化学物质中毒。

三、禁忌证

急性肺水肿、充血性心力衰竭、肺栓塞、恶性高血压、真性红细胞增多症、肾功能极度衰竭及对输血有变态反应者。

四、物品准备

治疗车上层：治疗盘、消毒液、棉签、一次性手套、治疗巾、输血器、静脉留置针一套、0.9% 氯化钠注射液 100 mL、血制品、一次性治疗巾、止血带、胶布、输液贴、输血卡、手表、笔、弯盘、病历、血型标识、锐器收集盒、手消毒液。

治疗车下层：生活垃圾桶、医疗垃圾桶。

五、操作程序

（一）输血前准备

（1）备血：根据医嘱抽取患者静脉血标本 2 mL，将血标本和输血申请单一起送血库做血型鉴定和交叉配血试验。

（2）取血：根据输血医嘱，护士凭提血单到血库取血，并与血库人员共同认真做好"三查十对"。三查：查血液的有效期、血液的质量以及血液的包装是否完好无损。十对：姓名、性别、年龄、床号、住院号、血袋号、血型、交叉配血试验的结果、血液的种类、血量。护士在交叉配血试验单上签字后方可提血。

（3）取血后注意事项：血液自血库取出后，勿剧烈振荡，以免红细胞破坏而引起溶血。库存血不能加温，需在室温下放置 15～20 min 后再输入。

（4）核对：输血前须与另一位护士再次进行核对，确认无误并检查血液无凝块后方可输血。

（5）查看知情同意：输血前，先取得患者的理解并征求患者的同意，签署知情同意书。

（二）输血操作流程

（1）评估环境，备齐用物，携至床旁，两人核对，做好解释工作。

（2）评估患者，根据需要给予便器或如厕，取舒适体位。

（3）洗手、戴口罩。

（4）检查血液的质量、交叉配血试验结果等，检查输血器、棉签、消毒液的质量和有效期。

（5）将输血器插入生理盐水中，挂于输液架上排至接头处，准备输液贴。

（6）选择合适的静脉，垫治疗巾，戴手套，在穿刺点上 10 cm 处扎压脉带，常规消毒穿刺点皮肤，直径大于 8 cm，待干。

（7）两人再次核对，排尽空气，嘱患者握拳，取下护针帽，按无菌技术原则进行静脉穿刺（选用留置针），见回血，将针头与皮肤平行，沿血管方向再送入少许，同时退出针芯。

（8）三松一固定：嘱患者松拳，松止血带，打开调节器。待液体流入通畅后用输液贴固定针头及输液管。

（9）输入少许生理盐水后，摇匀血液，避免剧烈振荡，以防止红细胞被破坏。戴手套，打开储血袋封口，常规消毒开口处将输血器针头从生理盐水瓶上拔下，插入输血器的输血接口，缓慢将储血袋倒挂于输液架上。

（10）开始输入时速度宜慢（不超过 20 滴 /min），观察 15 min 左右，如无不良反应后再根据病情及年龄调节滴速（成人一般 40～60 滴 /min，儿童酌减）。

（11）整理床单位，协助取舒适体位，告知患者如有不适及时使用呼叫器通知护士，将呼叫器置于患者可触及的位置。

（12）再次核对，洗手，在输血卡上记录输血的时间、滴速、患者的全身及局部情况，并签全名，交叉配血试验结果护士双签名，向患者及家属交代注意事项。

（13）观察患者输血情况，有无输血反应。

（三）输血完毕后的处理

（1）输血完毕后继续滴入生理盐水，直到将输血器内的血液全部输入体内，保证输血量的准确性。

（2）输血袋及输血器的处理：输血完毕后用剪刀将输血器针头剪下放入锐器盒内；将输血管放入医用垃圾桶中；将输血袋贴上输液信息标识送至输血科保留 24 h，以备患者在输血后发生输血反应时检查分析原因。

（3）洗手、记录。记录的内容包括：输血时间、种类、血量、血型、血袋号、有无输血反应。

六、护理及注意事项

（1）在取血和输血过程中，要严格执行无菌操作及查对制度，必须经两人核对无误方可输入。

（2）输血前后必须输入少量生理盐水，冲洗输液器管道。输入两个以上供血者的血液时，在两份血液之间输入 0.9% 氯化钠溶液，防止发生反应。

（3）血液取回后勿振荡、加温，避免血液成分破坏引起不良反应。血液内不可随意加入其他药品，如钙剂、酸性及碱性药品、高渗或低渗液体，以防血液凝集或溶解。

（4）输血过程中，一定要加强巡视，开始输血时速度宜慢，观察 15 min，无不良反应后，将流速调节至要求速度，并询问患者有无任何不适反应。一旦出现输血反应，应立即停止输血，并按输血反应进行处理。

（5）输完的血袋送回输血科保留 24 h，以备患者在输血后发生输血反应时检查分析原因。

七、健康教育

（1）向患者及家属解释输血的目的、方法、注意事项及配合要点。

（2）向患者说明输血速度调节的依据，告知患者勿擅自调节滴速。

（3）向患者介绍常见输血反应的症状和防治方法，并告知患者一旦出现不适症状，应及时使用呼叫器。

（4）向患者介绍输血的适应证和禁忌证。

（5）向患者介绍有关血型的知识及做血型鉴定和交叉配血试验的意义。告知患者血型。

（6）告知患者输血侧肢体不能随意乱动，防止发生血液外渗。

八、评分标准

静脉输血技术操作考核评分标准如表 7-5 所示。

表 7-5　静脉输血技术操作考核评分标准

项目	分值	技术操作要求	评分等级				评分说明
			A	B	C	D	
仪表	2	仪表端庄、戴表	2	1	0	0	一项未完成扣1分
核对	6	取血回科后双人检查核对	6	4	2	1	未双人核对扣6分，有质量问题未查出扣4分
评估	6	病情、治疗情况、血型、输血史、过敏史、心理状态、输血相关知识的了解程度、血管状况	4	3	2	1	一项未完成扣1分
		穿刺部位皮肤有无破损、发红、硬结	2	1	0	0	一项未完成扣1分
告知	4	解释输血的目的、方法、注意事项及配合要点	4	3	2	1	一项未完成扣1分
用物准备	4	洗手，戴口罩	2	1	0	0	未洗手扣1分，未戴口罩扣1分
		备齐并检查用物	2	1	0	0	少备一项扣1分，未检查一项扣1分
环境与患者准备	8	环境整洁、安静、舒适、安全	4	3	2	1	一项未完成扣1分
		签署知情同意书，排空二便，协助患者取舒适体位	4	3	2	1	未签署知情同意书扣2分，未进行体位摆放扣2分，体位不舒适扣1分
操作过程	42	在床旁检查核对	4	2	0	0	未查对扣4分，内容不全面扣2分
		建立静脉通道，按静脉输液法输入少量生理盐水	4	2	0	0	未输入生理盐水扣4分，静脉通道未成功建立扣2分，未用输血器管道冲洗扣2分
		摇匀血液，以手腕旋转动作将血袋内的血液轻轻摇匀	4	2	0	0	剧烈振荡破坏红细胞扣4分，未轻摇血袋或方法不对扣2分
		再次核对医嘱	4	2	0	0	操作中未核对扣2分，内容不全面扣1分

项目	分值	技术操作要求	评分等级				评分说明
			A	B	C	D	
操作过程	42	戴手套，打开储血袋封口消毒，连接血袋进行输血	8	6	4	2	未正确连接血袋扣4分，未戴手套扣2分，未正确消毒扣2分
		操作后查对	4	2	0	0	操作后未查对扣4分，内容不全面扣2分
		控制和调节滴速，开始输入速度宜慢，观察15 min左右，如无不良反应后再根据病情及年龄调节滴速，告知相关注意事项	10	2	0	0	未按规定调节滴速扣5分，未告知患者及家属注意事项扣5分
		安置卧位，将呼叫器放于患者易取处	4	3	2	1	未整理床单位扣2分，未取舒适体位扣2分，未安置床旁呼叫器扣1分
操作后处理	6	用物按《医疗机构消毒技术规范》处理	2	1	0	0	处置方法不正确扣1分/项，最高扣2分
		洗手	2	0	0	0	未洗手扣2分
		记录	2	1	0	0	未记录扣2分，记录不完全扣1分
输血完后的处理	6	输血完毕后继续滴入生理盐水，输血器内的血液全部输入人体内再拔针	2	1	0	0	血液未冲洗完毕扣1分，最高扣2分
		输血袋送至输血科保留24 h，输血器按《医疗机构消毒技术规范》处理	2	1	0	0	血袋未送输血科扣2分，输血器处理不正确扣1分
		洗手，记录	2	1	0	0	未记录扣2分，记录不完全扣1分
评价	6	操作全过程无菌观念强，严格查对，动作稳重、轻巧，操作熟练，流程准确	6	4	2	0	一项不合格扣2分，最高扣6分
理论提问	10	输血的注意事项	5	3	0	0	回答不全面扣2分/题，未答出扣5分/题
		输血过程中出现溶血反应的处理	5	3	0	0	

续表

项目	分值	技术操作要求	评分等级				评分说明
			A	B	C	D	
		得分					
主考老师签名：				考核日期：　年　月　日			

第六节　心电监测技术

心电监测技术是利用心电监护等设备动态监测危重患者心率、心律的变化，是急危重症常用的监测之一。

一、评　估

（1）评估患者病情、意识状态及皮肤状况。

（2）观察并记录心率和心律变化。

（3）评估患者周围环境、光线情况及有无电磁波干扰。

（4）评估患者局部皮肤情况，有无红肿、出血、破溃、瘢痕有无粘贴电极的禁忌。

二、目　的

监测患者心率、心律变化。

三、禁忌证

局部皮肤破烂、破损处。

四、物品准备

治疗车、心电监护仪、电极片、清洁纱布、弯盘，必要时备备皮刀、医嘱单、护理记录单、生活垃圾桶、医疗垃圾桶、表、笔。

五、操作程序

（1）核对确认医嘱，排空二便，做好解释。

（2）备齐用物，携至床旁。

（3）核对患者：床号、床头卡、腕带、姓名、年龄。（两种以上的身份识别）

（4）接通电源，检查心电监护仪是否正常，连接电极片。

（5）协助患者取合理、舒适体位，暴露操作部位，纱布清洁皮肤。

（6）核对患者，安放电极片。（左上、右上安置在锁骨中线外侧靠近肩部；左下、右下安置在肋缘下 2 cm；胸导联安置在胸骨左缘第四肋间隙，必要时应当避开除颤部位）

（7）打开电源开关，选择导联，保证监测波形清晰，无干扰，调节振幅，设置相应合理的报警界限，正确处理报警。

（8）再次核对患者，协助患者取舒适体位，整理床单位，交代注意项。

（9）整理用物，密切观察患者心电图变化，洗手，记录。

（10）停止心电监护，向患者说明情况，纱布擦拭患者安放电极片皮肤，关机，断开电源，协助患者取舒适体位。

（11）洗手，记录。

六、护理及注意事项

（1）根据患者病情，协助患者取平卧位或者半卧位。

（2）放置电极片时，应避开伤口、瘢痕、中心静脉导管、起搏器、电极除颤时放置电极板的位置。

（3）密切观察心电图波形，及时处理干扰和电极脱落。正确设置报警界限，不能关闭报警声音。

（4）每日定时回顾患者 24 h 心电监测情况，必要时记录。

（5）定期观察患者粘贴电极片处的皮肤，定时更换电极片和电极片位置。

（6）对躁动患者，应当固定好电极和导线，避免电极脱位以及导线打折缠绕。

七、健康教育

（1）向患者解释操作目的及配合、注意事项。为了能随时、动态、准确地检测患者的生命体征活动，可以将心电监测仪放在患者的床边，患者配合护理人员减少在床头桌上摆放物品，将水杯等物品放在更安全稳妥的地方，以免将心电监护仪弄湿而引起不必要的损失。

（2）患者不要自行移动或摘除电极片，如果电极片有松脱时护理人员会及时为患者更换，患者如果觉得电极片周围皮肤有痒痛感，要及时告知医务人员。

（3）患者可以卧床选择感觉舒适的体位。在病情允许并需要离床时，患者不要自行或随意拆卸心电监护仪，可以联系医务人员，医务人员会及时根据情况解决。

（4）患者或家属避免在监护仪附近使用手机，以免干扰监测波形。

（5）当监护仪发生报警时患者不要紧张，护理人员会及时排除问题。

八、评分标准

心电监测技术操作考核评分标准如表7-6所示。

表7-6 心电监测技术操作考核评分标准

项目	分值	技术操作要求	评分等级				评分说明
			A	B	C	D	
仪表	2	仪表端庄、戴表	2	1	0	0	一项未完成扣1分
核对	2	核对医嘱	2	1	0	0	未核对扣2分，内容不全面扣1分
评估	5	环境、主要症状、意识状态、心理反应、合作程度、既往史、局部皮肤情况	5	4	3	2	一项未完成扣1分
告知	4	心电监测的作用，简单的操作方法及局部感受，取得患者合作	4	3	2	1	一项未完成扣1分
用物准备	6	洗手，戴口罩	2	1	0	0	未洗手扣1分，未戴口罩扣1分
		备齐并检查用物	4	3	2	1	少备一项扣1分，未检查一项扣1分，最高扣4分

续表

项目	分值	技术操作要求	评分等级				评分说明
			A	B	C	D	
环境与患者准备	12	病室整洁、光线明亮	2	1	0	0	一项未完成扣1分
		接通电源，检查仪器，连接电极片	3	2	1	0	未接通电源扣1分，未检查仪器扣1分，未连接电极片扣1分
		取合适体位，暴露操作部位，保暖，保护患者隐私，纱布清洁皮肤	7	5	3	2	未进行体位摆放扣2分，体位不适扣1分，未保暖扣2分，未保护患者隐私扣2分，未清洁皮肤扣3分，清洁不干净扣1分
操作过程	54	核对医嘱	2	1	0	0	未核对扣2分，内容不全面扣1分
		安放电极片，避开伤口，必要时避开除颤部位	12	8	4	0	位置安放不正确，每个位置扣2分，未避开伤口，除颤部位各扣1分
		打开电源开关，选择导联，保证监测波形清晰、无干扰	6	4	2	0	波形不清晰扣2分，不会选择导联扣4分
		设置相应合理的报警界限	5	3	2	0	未设置报警界限扣3分，报警界限设置不合理扣2分
		正确处理参数报警	6	4	2	0	不会处理参数报警扣2分/项
		询问患者有无不适	1	0	0	0	未询问患者扣1分
		告知相关注意事项	4	2	0	0	未告知扣4分，告知不全扣2分
		协助患者取舒适体位，整理床单位	4	2	0	0	未安置体位扣2分，未整理床单位扣2分
		洗手、再次核对、记录	3	2	1	0	未洗手、未核对、未记录均扣1分
		停心电监测、拆电极片、清洁皮肤	4	3	2	0	动作过猛扣2分，皮肤出现破溃扣4分，未清洁皮肤扣2分，清洁不彻底扣1分
		观察患者局部皮肤情况，询问患者有无不适	4	2	0	0	未观察皮肤情况扣2分，未询问扣2分

续表

项目	分值	技术操作要求	评分等级				评分说明
			A	B	C	D	
操作过程	54	洗手，再次核对，记录	3	2	1	0	未洗手、未核对、未记录均扣1分
得分							
考核老师签名				考核日期：			

第七节　皮内注射技术

皮内注射法是将小量药液注入表皮与真皮之间的方法。

一、评　估

（1）病室环境及温度。

（2）主要症状、治疗情况、用药史及药物过敏史。

（3）意识状态、心理反应、肢体活动能力、对用药计划的了解及合作程度。

（4）注射部位皮肤情况。

二、目　的

（1）用于各种药物过敏试验，以观察局部反应。

（2）预防接种。

（3）局部麻醉的先驱步骤。

三、禁忌证

（1）局部皮肤溃烂、破损处。

（2）局部皮肤有硬结处。

四、用物准备

治疗盘、治疗巾、一次性无菌口罩、75% 酒精、无菌纱布、无菌棉签、注射器、0.9% 氯化钠注射液、0.1% 盐酸肾上腺素、砂轮、注射单、弯盘、笔、锐器盒、手消毒剂。另备 1 mL 注射器、4.5～5 号针头、注射药物（按医嘱备）。

五、操作程序

（1）核对确认医嘱，排空二便，做好解释。

（2）备齐用物，携至床旁。

（3）核对患者：姓名、年龄、床号、床头卡、腕带（两种以上的身份识别）；询问过敏史。

（4）协助患者取合理、舒适体位，暴露注射部位，注意保护隐私。

（5）核对医嘱按无菌操作原则配制皮试液，选定注射部位（前臂掌侧下 1/3 处，避开血管），用 75% 酒精消毒注射部位皮肤待干，进针前再次核对，使针头与皮肤成 5° 角刺入至针尖斜面完全进入皮内，左手拇指固定针栓，右手推药液 0.1 mL，使局部变成一圆形隆起的皮丘，皮丘皮肤变白，毛孔显露，迅速拔出针，勿按压，将注射器丢入锐器盒内。

（6）再次进行查对患者信息、药液信息与注射信息是否一致，询问患者有无不适，交代注意事项。

（7）协助患者取舒适卧位，整理床单位。

（8）整理用物，密切观察患者用药后反应，洗手并记录。

（9）判定结果。

阴性：皮丘无改变，周围不红肿，无自觉症状。

阳性：局部皮丘隆起，并出现红晕硬块，直径大于 1 cm 或红晕周围有伪足，痒感。严重者会发生过敏性休克。

对阳性或阴性结果及时在病历、床头卡、注射卡上做好记录。

（10）用物按《医疗机构消毒技术规范》处理，洗手，核对医嘱并记录。

六、护理及注意事项

（1）皮试前，详细询问过敏史，如患者对该皮试药物有过敏史，禁止皮试。

（2）皮试液必须现配现用，严格执行查对制度及无菌操作规范，剂量要准确，并备肾上腺素等抢救药品及物品。

（3）选择注射部位应尽量避开炎症、破溃、肿块处，过敏试验时禁用碘酊和碘伏消毒皮肤，以免影响结果的判断。

（4）试验结果为可疑阳性者，可做生理盐水对照，确为阳性者应做好标记，并告知医生、患者及家属。

（5）青霉素皮试阴性者，需警惕迟发性过敏反应的发生，一旦发现过敏反应，立即通知医生配合抢救处理。

七、健康教育

（1）向患者解释操作目的及注意事项。

（2）告知患者过敏反应可能出现的临床表现，注射后如有任何不适及时通知医护人员。

（3）告知患者注射部位皮丘不可按压，如有出血、痒痛等情况不可用手搔抓，避免局部刺激，以免影响结果判断。

（4）告知患者20 min内不离开病房、不剧烈活动，如有任何不适立即通知医护人员。

八、评分标准

皮内注射技术考核评分标准如表7-7所示。

表7-7　皮内注射技术考核评分标准

项目	分值	技术操作要求	评分等级				评分说明
			A	B	C	D	
仪表	2	仪表端庄、戴表	2	1	0	0	一项未完成扣1分
核对	4	核对医嘱	4	2	0	0	未核对扣4分，内容不全面扣1分

续表

项目	分值	技术操作要求	评分等级				评分说明
			A	B	C	D	
评估	6	临床症状、既往史、过敏史、用药史	4	3	2	1	一项未完成扣1分
		局部皮肤有无破溃及皮下组织有无硬结	2	1	0	0	一项未完成扣1分
告知	4	解释作用、简单的操作方法、局部感受，取得患者配合	4	3	2	1	一项未完成扣1分
用物准备	5	洗手，戴口罩	2	1	0	0	未洗手扣1分，未戴口罩扣1分
		备齐并检查用物	3	2	1	0	少备一项扣1分，未检查一项扣1分，最高扣3分
环境与患者准备	5	环境安全、温度适宜，光线明亮	2	1	0	0	未进行环境准备扣2分，环境准备不全扣1分
		嘱患者排空二便，协助患者取舒适体位，暴露治疗部位，注意保护隐私	3	2	1	0	未嘱排二便扣1分，未进行体位摆放扣2分，体位不舒适扣1分，未充分暴露治疗部位扣1分，未保护隐私扣1分，最高扣3分
操作过程	49	核对医嘱	4	2	0	0	未核对扣4分，内容不全面扣2分
		严格按照无菌操作原则抽吸药液	4	3	2	0	跨越无菌区扣2分，浪费药液扣1分，没有无菌观念扣4分
		铺治疗巾，消毒注射部位皮肤待干	4	3	2	0	消毒方法错误扣2分，消毒范围＜5 cm扣1分，皮肤未干进行注射扣2分
操作过程	49	再次核对医嘱	4	2	0	0	未核对扣4分，内容不全面扣2分
		针头斜面向上与皮肤成5°角刺入	5	3	2	0	进针角度不够或过大扣3分，操作不熟练扣2分
		针头斜面完全刺入皮内，推注药液0.1 mL，使局部形成一皮丘，询问患者感受	8	6	4	2	未完全刺入扣4分，推药剂量不正确扣2分，未询问患者感受扣2分

续表

项目	分值	技术操作要求	评分等级				评分说明
			A	B	C	D	
操作过程	49	注射完毕快速拔针，勿按压针眼	2	1	0	0	按压针眼扣2分，拔针不迅速扣1分
		协助患者取舒适体位，整理床单位	4	2	0	0	未安置体位扣2分，未整理床单位扣2分
		进行健康教育，交代注意事项	4	2	0	0	未进行健康教育扣4分，内容不全扣2分
		洗手，再次核对，记录	4	2	0	0	一项不合格扣2分，最高扣4分
得分							
考核老师签名			考核日期				

第八节　皮下注射技术

皮内注射法是将小量药液或生物制剂注入皮下组织的方法。

一、评　估

（1）病室环境及温度。

（2）主要症状、治疗情况、用药史及药物过敏史。

（3）意识状态、心理反应、肢体活动能力、对用药计划的了解及合作程度。

（4）注射部位皮肤情况。

二、目　的

（1）注入小剂量药物，用于不宜口服给药而需在一定时间内发挥药效时，如胰岛素注射。

（2）预防接种。

（3）局部麻醉用药。

三、禁忌证

（1）局部皮肤溃烂、破损处。

（2）局部皮肤有硬结处。

四、用物准备

治疗盘、治疗巾、一次性无菌口罩、75% 酒精、无菌纱布、无菌棉签、注射器、0.9% 氯化钠注射液、砂轮、注射单、弯盘、笔、锐器盒、手消毒剂。另备 1～2 mL 注射器、5～6 号针头、注射药物（按医嘱备）。

五、操作程序

（1）核对确认医嘱，排空二便，做好解释。

（2）备齐用物，携至床旁。

（3）核对患者：姓名、年龄、床号、床头卡、腕带（两种以上的身份识别）；询问过敏史。

（4）协助患者取合理、舒适体位，暴露注射部位，注意保护隐私。

（5）核对医嘱按无菌操作原则配制皮试液，选定注射部位（上臂三角肌下缘、两侧腹壁、后背、大腿前侧、外侧等部位，避开血管），用 75% 酒精消毒注射部位皮肤待干，进针前再次核对，一手绷紧局部皮肤，一手持注射器，以示指固定针栓，针头斜面向上，与皮肤成 30°～40°，将针梗的 1/2～2/3 快速刺入皮下。松开绷紧皮肤的手，抽动活塞，如无回血，缓慢注射药液。

（6）注射毕，用无菌干棉签轻压针刺处，快速拔针后按压至不出血为止，将注射器丢入锐器盒内。

（7）再次查对患者信息、药液信息与注射信息是否一致，询问患者有无不适，交代注意事项。

（8）协助患者取舒适卧位，整理床单位。

（9）整理用物，密切观察患者用药后反应，洗手并记录。

（10）用物按《医疗机构消毒技术规范》处理，洗手，核对医嘱并记录。

六、护理及注意事项

（1）严格执行查对制度和无菌操作原则。

（2）刺激性强的药物不宜用皮下注射。

（3）长期皮下注射者，应有计划地经常更换注射部位，防止局部产生硬结。

（4）过于消瘦者，可捏起局部组织，适当减小进针角度。

七、健康教育

对长期自行皮下注射的患者，如胰岛素注射，应让患者建立轮流交替注射部位的计划，经常更换注射部位，以促进药物的充分吸收。

八、评分标准

皮下注射技术考核评分标准如表 7-8 所示。

表 7-8　皮下注射技术考核评分标准

项目	分值	技术操作要求	评分等级				评分说明
			A	B	C	D	
仪表	2	仪表端庄、戴表	2	1	0	0	一项未完成扣 1 分
核对	4	核对医嘱	4	2	0	0	未核对扣 4 分，内容不全面扣 1 分
评估	6	临床症状、既往史、过敏史、用药史	4	3	2	1	一项未完成扣 1 分
		局部皮肤有无破溃及皮下组织有无硬结	2	1	0	0	一项未完成扣 1 分
告知	4	解释作用、简单的操作方法、局部感受，取得患者配合	4	3	2	1	一项未完成扣 1 分
用物准备	5	洗手，戴口罩	2	1	0	0	未洗手扣 1 分，未戴口罩扣 1 分
		备齐并检查用物	3	2	1	0	少备一项扣 1 分，未检查一项扣 1 分，最高扣 3 分

项目	分值	技术操作要求	评分等级				评分说明
			A	B	C	D	
环境与患者准备	5	环境安全、温度适宜，光线明亮	2	1	0	0	未进行环境准备扣2分，环境准备不全扣1分
		嘱患者排空二便，协助患者取舒适体位，暴露治疗部位，注意保护隐私	3	2	1	0	未嘱排二便扣1分，未进行体位摆放扣2分，体位不舒适扣1分，未充分暴露治疗部位扣1分，未保护隐私扣1分，最高扣3分
操作过程	49	核对医嘱	4	2	0	0	未核对扣4分，内容不全面扣2分
		严格按照无菌操作原则抽吸药液	8	6	4	2	跨越无菌区扣2分，浪费药液扣1分，没有无菌观念扣4分
		铺治疗巾，消毒注射部位皮肤待干	4	3	2	0	消毒方法错误扣2分，消毒范围＜5 cm扣1分，皮肤未干进行注射扣2分
		再次核对医嘱	4	2	0	0	未核对扣4分，内容不全面扣2分
		针头斜面向上与皮肤成30°～40°角刺入	5	3	2	0	进针角度不够或过大扣3分，操作不熟练扣2分
		针梗的1/2～2/3快速刺入皮下，询问患者感受，如无回血，缓慢注射药液	8	6	4	2	未刺入过浅或过深扣4分，未回抽回血扣2分，未询问患者感受扣2分
		注射完毕快速拔针，按压针眼	4	2	0	0	未压针眼扣2分，拔针不迅速扣1分
		协助患者取舒适体位，整理床单位	4	2	0	0	未安置体位扣2分，未整理床单位扣2分
		进行健康教育，交代注意事项	4	2	0	0	未进行健康教育扣4分，内容不全扣2分
		洗手，再次核对，记录	4	2	0	0	一项不合格扣2分，最高扣4分

续表

项目	分值	技术操作要求	评分等级				评分说明
			A	B	C	D	
操作后处置	5	用物按《医疗机构消毒技术规范》处理	2	1	0	0	处置方法不正确扣1分/项，最高扣2分
		洗手	1	0	0	0	未洗手扣1分
		核对医嘱，记录	2	1	0	0	未记录扣2分，记录不完全扣1分，未核对医嘱不得分
评价	10	流程合理，技术熟练，无污染，动作轻、稳、准，操作过程中体现出对患者的人文关怀，遇事能随机应变	10	4	2	0	一项不合格扣2分，最高扣10分，操作过程未体现人文关怀扣6分
理论提问	10	皮下注射注意事项	5	3	0	0	回答不全面扣2分/题，未答出扣5分/题
		皮下注射宣教内容	5	3	0	0	
得分							
主考老师签名：				考核日期：　　年　月　日			

第九节　密闭式静脉输液技术

密闭式静脉输液技术是利用大气压与液体静压形成的输液系统内压高于人体静脉压的原理将液体输入静脉的方法。

一、评　估

（1）病室环境及温度。

（2）主要症状、治疗情况、用药史及药物过敏史。

（3）意识状态、心理反应、肢体活动能力、对用药计划的了解及合作程度。

（4）注射部位皮肤情况。

二、目　的

（1）补充水分及电解质。

（2）增加循环血量，改善微循环。

（3）供给营养物质。

（4）输入药物，治疗疾病。

三、禁忌证

（1）无绝对禁忌证。

（2）局部皮肤破溃、硬结处。

四、用物准备

治疗车、治疗盘、无菌治疗巾、一次性无菌口罩、棉签、纱布或输液贴、持物钳，无菌注射器及针头，皮肤消毒剂、砂轮、启瓶器、垫巾、止血带、胶布、瓶套、手表、输液架、一次无菌输液器及针头、输液单、笔，必要时备夹板及绷带，按医嘱准备药液，手消毒剂、医疗垃圾桶、生活垃圾桶、利器盒。

五、操作程序

（1）核对确认医嘱，排空二便，做好解释。

（2）备齐用物，携至床旁。

（3）核对患者：姓名、年龄、床号、床头卡、腕带（两种以上的身份识别），询问其过敏史。

（4）协助患者取合理、舒适体位，暴露穿刺部位，注意保护隐私。

（5）核对医嘱，检查药物质量，询问是否开始。检查输液器、棉签质量及有效期，消毒输液袋瓶口，插入输液器，排气。检查输液管内有无气泡，将带有护针帽的针头固定于输液架上。垫治疗巾，在穿刺点上方扎止血带，选择穿刺部位，松止血带，2%碘酊消毒皮肤，消毒范围直径应≥5 cm（外周静脉留置针穿刺处的皮肤消毒范围直径应≥8 cm），待干，备齐胶布，再次扎止血带，75%乙醇脱碘消毒皮肤，待干。取下针头保护帽，再次排气，查对，嘱患者握拳，一手绷紧皮肤，一手持针柄，针头斜面向上，与皮肤成 15°～30° 角，自静脉上方或侧方刺入皮下，见回血后，将针头与皮肤平行再进入少许，固定针柄，松止血带，嘱患者松拳，打开调节器，胶布固定。撤去治疗巾、止血带，根据患者年龄、病情及药液的性质调节输液滴速，再次查对，告知注意事项。

（6）协助患者取舒适卧位，整理床单位。

（7）整理用物，密切观察患者用药后反应，洗手，签字并记录。

（8）输液完毕，用无菌干棉签轻压穿刺点上方，快速拔针，沿血管方向纵行压迫穿刺点 3～5 min，再次核对，协助患者舒适卧位，整理床单位，观察患者穿刺部位皮肤情况及患者主诉，告知注意事项。

（9）用物按《医疗机构消毒技术规范》处理，洗手，核对医嘱并记录。

六、护理及注意事项

（1）严格执行无菌操作及查对制度，加入其他药液时在瓶签上注明药名、剂量。对长期输液的患者，选用静脉自远心端开始，注意保护、交替使用静脉。

（2）对昏迷、小儿等不合作患者应选用易固定部位静脉，并以夹板固定肢体。

（3）输入强刺激性特殊药物，应在确定针头已刺入静脉内，有回血后再加药。

（4）严防空气进入静脉，加药、更换液体及结束输液时，均须保持输液管内充满液体。

（5）大量输液时，根据医嘱安排输液计划，并注意配伍禁忌。

（6）连续输液时应 24 h 更换输液器 1 次。

（7）加强巡视，随时观察输液是否通畅、滴速及患者对药物的反应，如发现异常立即处理，必要时停止输液，通知医生。

七、健康教育

（1）向患者解释操作目的及注意事项，告知患者及家属不可随意调节滴速。

（2）告知患者如有心悸、胸闷、呼吸困难等，穿刺部位如有肿胀、疼痛等异常情况立即按床旁呼叫铃或直接告知巡视的医护人员。

（3）交代患者拔针后沿血管方向按压 3～5 min，勿来回揉搓，无出血后将棉签放入指定医疗垃圾桶内。

八、评分标准

密闭式静脉输液技术考核评分标准如表 7-9 所示。

表 7-9 密闭式静脉输液技术考核评分标准

项目	分值	技术操作要求	评分等级				评分说明
			A	B	C	D	
仪表	2	仪表端庄、戴表	2	1	0	0	一项未完成扣 1 分
核对	4	核对医嘱	4	2	0	0	未核对扣 4 分，内容不全面扣 1 分
评估	6	临床症状、既往史、过敏史、用药史	4	3	2	1	一项未完成扣 1 分
		局部皮肤有无破溃及皮下组织有无硬结	2	1	0	0	一项未完成扣 1 分
告知	4	解释作用、简单的操作方法、局部感受，取得患者配合	4	3	2	1	一项未完成扣 1 分
用物准备	5	洗手，戴口罩	2	1	0	0	未洗手扣 1 分，未戴口罩扣 1 分
		备齐并检查用物	3	2	1	0	少备一项扣 1 分，未检查一项扣 1 分，最高扣 3 分
环境与患者准备	5	环境安全、温度适宜，光线明亮	2	1	0	0	未进行环境准备扣 2 分，环境准备不全扣 1 分
		嘱患者排空二便，协助患者取舒适体位，暴露治疗部位，注意保护隐私	3	2	1	0	未嘱排二便扣 1 分，未进行体位摆放扣 2 分，体位不舒适扣 1 分，未充分暴露治疗部位扣 1 分，未保护隐私扣 1 分，最高扣 3 分
操作过程	48	核对医嘱	4	2	0	0	未核对扣 4 分，内容不全面扣 2 分
		严格按照无菌操作原则抽吸药液，输液器备好待用，选择适宜的穿刺部位	6	4	2	0	跨越无菌区扣 2 分，浪费药液扣 2 分，没有无菌观念扣 4 分

续表

项目	分值	技术操作要求	评分等级				评分说明
			A	B	C	D	
操作过程	48	穿刺部位下铺垫巾，在穿刺处上部系紧止血带，消毒注射部位皮肤，嘱患者握紧拳头，使静脉充盈，排气	8	6	4	2	未铺治疗巾，扎止血带不符合要求各扣1分，消毒方法错误扣2分，排气方法不正确、一次排气不成功，浪费药液各扣2分，液面高度不合适、针头放置不符合要求各扣1分
		再次核对医嘱	4	2	0	0	未核对扣4分，内容不全面扣2分
		按无菌技术原则进行穿刺，成功后，固定针柄，松止血带，嘱患者松拳，打开调节器，固定胶布	8	6	4	2	进针方式不正确扣2分，固定方式不正确扣2分，一次穿刺不成功扣4分
		调节输液速度，一般成人40～60滴/min，儿童20～40滴/min，询问患者感受	4	2	0	0	未正确调节滴数扣2分，未询问患者感受扣2分
		协助患者取舒适卧位，整理床单位，将呼叫器放置于患者可触及位置	6	4	2	0	一项未完成扣2分
		洗手，再次核对，签名，观察患者情况及有无输液反应	4	3	2	1	一项未完成扣1分
		进行健康教育，交代注意事项	4	2	0	0	未进行健康教育扣4分，内容不全扣2分
操作后处置	6	用物按《医疗机构消毒技术规范》处理	2	1	0	0	处置方法不正确扣1分/项，最高扣2分
		洗手	2	0	0	0	未洗手扣2分
		核对医嘱，记录	2	1	0	0	未记录扣2分，记录不完全扣1分，未核对医嘱不得分
评价	10	流程合理，技术熟练，无污染，动作轻、稳、准，操作过程中体现出对患者的人文关怀，遇事能随机应变	10	8	4	2	一项不合格扣2分，最高扣10分，操作过程未体现人文关怀扣6分

续表

项目	分值	技术操作要求	评分等级				评分说明
			A	B	C	D	
理论提问	10	密闭式静脉输液的目的	5	3	0	0	回答不全面扣 2 分 / 题，未答出扣 5 分 / 题
		密闭式静脉输液注意事项	5	3	0	0	
得分							
主考老师签名：				考核日期： 年 月 日			

第十节 经口（鼻）吸痰术

经口（鼻）吸痰术指经口、鼻腔将呼吸道的分泌物吸出，以保持呼吸道通畅，预防吸入性肺炎、肺不张、窒息等并发症的一种方法。

一、评 估

（1）患者病情、意识状态、生命体征、缺氧程度、双肺呼吸音、口腔及鼻腔有无破损等情况。

（2）有无将呼吸道分泌物排出的能力（嘱患者咳嗽）。

（3）患者心理状态、合作程度。

二、目 的

（1）清除呼吸道分泌物，保持呼吸道通畅。

（2）促进呼吸功能，改善肺通气。

（3）获得化验标本。

三、禁忌证

（1）喉水肿。

（2）尚未控制的出血性疾病。

（3）对严重的心律失常、支气管痉挛患者应小心操作。

四、用物准备

电动吸引器或中心负压吸引装置，吸引管，消毒瓶（内盛有 0.5% 含氯消毒液，置于床头栏处，可消毒吸引接头），一次性吸痰管（内含无菌手套一只，消毒无菌润滑吸痰管 1 根），生理盐水，听诊器，治疗巾，快速手消液，手电筒，护理记录单，无菌纱布，医用垃圾袋，必要时备压舌板、开口器、舌钳、口咽通气管及电源插线板等。

五、操作程序

（1）备齐用物，携至床旁，核对医嘱，核对患者，做好解释。

（2）检查患者口腔、鼻腔，取下活动义齿，将患者位置摆好，头转向操作者一侧，铺上治疗巾。

（3）吸痰前给予高流量吸氧 1～2 min。

（4）安装负压装置，连接吸引管，打开开关，检查吸引器的性能是否良好。

（5）检查吸痰管的灭菌有效期，撕开外包装，戴一次性无菌手套，将吸痰管抽出并盘绕在手中，开口端与吸痰器负压管连接，一手持吸痰管前端，一手折叠吸痰管末端，或打开压力阀（带阀吸痰管），将吸痰管插入瓶装无菌生理盐水，检查管道是否有负压、通畅。

（6）戴无菌手套的一只手迅速并轻轻地插入吸痰管，先吸口腔，再吸鼻腔（左右旋转，向上提拉），吸痰过程中应当观察痰液情况，患者的面色、生命体征以及血氧饱和度。

（7）如需反复吸痰，须另用吸痰管。

（8）吸痰完毕，断开吸痰管，取下吸痰管放入医疗垃圾袋，冲洗连接管，将连接管插入盛有消毒液的瓶中浸泡。

（9）为患者擦净口鼻周围的分泌物，再给予高流量吸氧 1～2 min。

（10）听诊患者双肺呼吸音，帮助患者取舒适体位，评价吸痰效果，交代注意事项。

（11）整理用物，记录并签名。

六、护理及注意事项

（1）吸痰前，检查电动吸引器性能是否良好，连接是否正确。

（2）严格执行无菌操作，吸痰动作轻柔、敏捷，防止呼吸道黏膜损伤。

（3）吸痰前后应给予高流量吸氧，吸痰时间不宜超过 15 s，如痰液较多，需要再次吸引，应间隔 3~5 min，待 SPO_2 上升后再吸。

（4）观察患者痰液性状、颜色、量，患者生命体征和面色。

（5）患者痰液黏稠时可以配合翻身叩背、雾化吸入。

（6）患者发生缺氧的症状如发绀、心率下降等时，应当立即停止吸痰，休息后再吸。

（7）电动吸引器连续使用时间不宜过久；贮液瓶内液体达 2/3 满时，应及时倾倒，以免液体过多吸入马达内损坏仪器。贮液瓶内应放少量消毒液，使吸出液不致黏附于瓶底，便于清洗消毒。

七、健康指导

（1）嘱患者适当饮水，以利痰液排出。

（2）嘱患者有痰应自行咳出，不可下咽。

八、评分标准

经口（鼻）吸痰术操作考核评分标准如表 7-10 所示。

表 7-10　经口（鼻）吸痰术操作考核评分标准

项目	分值	技术操作要求	评分等级				评分说明
			A	B	C	D	
仪表	2	仪表端庄、戴表	2	1	0	0	一项未完成扣1分
核对	2	核对医嘱	2	1	0	0	未核对扣2分，内容不全面扣1分
评估	4	患者病情、意识状态、呼吸及痰液阻塞情况、口鼻腔皮肤情况、合作程度	4	3	2	1	一项未完成扣1分

续表

项目	分值	技术操作要求	评分等级				评分说明
			A	B	C	D	
告知	4	核对患者信息、解释作用、简单的操作方法、局部感受，取得患者配合	4	3	2	1	一项未完成扣1分
用物准备	6	洗手，戴口罩	2	1	0	0	未洗手扣1分，未戴口罩扣1分
		备齐并检查用物	4	3	2	1	少备一项扣1分，未检查一项扣1分，最高扣4分
环境与患者准备	6	环境安全、温度适宜、光线明亮	2	1	0	0	一项未完成扣1分
		检查口、鼻腔（有活动义齿者取下），平卧者头转向一侧，面向操作者，病情允许可以取半卧位，昏迷患者用压舌板或开口器帮助张口	4	2	0	0	未检查口鼻腔扣2分，未协助取合适体位扣2分
操作过程	58	核对信息	2	1	0	0	未核对扣2分，内容不全面扣1分
		给患者高流量吸氧1～2 min，先把鼻导管移开，再调节氧流量	2	1	0	0	未给患者高流量吸氧扣1分，吸氧顺序不正确扣1分
		安装负压吸引表、贮液瓶装置及各连接管，检查性能、负压及管道连接情况压力：成人40.0～53.3 kPa（300～400 mmHg）	8	4	0	0	接错连接管扣4分，吸引力过大或过小、未调节压力扣4分
		试吸：选择吸痰管，撕开外包装，戴无菌手套，将吸痰管抽出并盘绕在手中，开口端与吸痰器负压管连接，一手持吸痰管前端，一手折叠吸痰管末端，或打开压力阀（带阀吸痰管），将吸痰管插入瓶装无菌生理盐水中，检查管道是否有负压、通畅	12	8	4	0	未戴手套扣4分，手法不正确扣4分，未进行试吸检查扣4分

项目	分值	技术操作要求	评分等级				评分说明
			A	B	C	D	
操作过程	58	吸痰：一手持吸痰管前端，另一手折叠吸痰管末端，或打开压力阀（带阀吸痰管），轻轻将吸痰管插入口腔咽部，松开吸痰管折叠端。先吸口咽部的分泌物，再吸深部分泌物。动作轻柔，由深向上提拉吸痰管，左右旋转，吸净痰液，每次吸痰不超过 15 s，吸痰过程中注意观察吸出物的性状、颜色、量，患者的面色、生命体征、血氧饱和度	18	12	6	2	插管手法不正确扣6分，吸痰顺序错误扣6分，每次吸痰时间过长扣4分，吸痰过程未观察扣2分
		完毕：取下手套及吸痰管丢弃，冲洗连接管，关闭吸引器，接头置于消毒溶液中	4	3	2	1	一项未完成扣1分
		为患者擦净口鼻周围的分泌物，再给予高流量吸氧 1～2 min	2	1	0	0	未擦拭扣1分，未吸氧扣1分
		进行肺部听诊、观察	4	2	0	0	未完成扣2分，未观察患者面色、呼吸，黏膜有无损伤扣2分
		有效沟通与指导	2	1	0	0	未与患者沟通扣1分，未交代注意事项扣1分
		协助患者取舒适体位，整理床单位	2	1	0	0	未安置体位扣1分，未整理床单位扣1分
		洗手、再次核对	2	1	0	0	未洗手扣1分，未核对扣1分
操作后处置	6	用物按《医疗机构消毒技术规范》处理	2	1	0	0	处置方法不正确扣1分/项，最高扣2分
		洗手	2	0	0	0	未洗手扣2分
		记录	2	1	0	0	未记录扣2分，记录不全扣1分
评价	4	流程合理、技术熟练、局部皮肤无损伤、询问患者感受	4	3	2	1	一项不合格1分，最高扣4分

续表

项目	分值	技术操作要求	评分等级				评分说明
			A	B	C	D	
理论提问	8	吸痰的适应证	4	3	2	0	回答不全面扣2分/题，未答出扣4分/题
		吸痰的注意事项	4	3	2	0	
		得分					
		主考老师签名：			考核日期：　　年　月　日		

第八章　康复科岗位职责

本章主要讲述康复科岗位职责，主要从九个方面进行叙述，分别是康复科科护士长岗位职责、康复科副护士长岗位职责、康复科病房专业组长岗位职责、康复科病房教学组长岗位职责、康复科办公班岗位职责、康复科责任护士岗位职责、康复科早/中班护士岗位职责、康复科夜班护士岗位职责、康复科平台分诊护士岗位职责。

第一节　康复科科护士长岗位职责

（1）在护理部主任的领导和科主任的业务指导下，负责本科护理的行政和业务管理。

（2）制订本科护理工作计划和培训计划，报护理部审批后组织实施。

（3）指导本科各病区护士长的工作，检查本科质量。对本科发生的护理不良事件，及时组织讨论，找出原因，提出处理意见和改进措施，并向护理部汇报。

（4）定期与主任和主治医师一同查房，指导危重患者的中、西医护理，落实辨证施护，解决本科护理工作中的疑难问题。

（5）指导本科护理人员实施中医专科、专病护理方案及技术操作。

（6）做好新技术、新业务的管理，保证护理安全。

（7）协助护理部制订本科室突发事件处理预案，并组织实施。

（8）协助医院对护理人员的统一安排，负责本科室护士的轮转和临时调配。

第二节　康复科副护士长岗位职责

（1）在护理部主任、科护士长领导下和科主任业务指导下负责本病房护理行政及业务管理。

（2）根据护理部及科内工作计划制订病房护理工作计划并组织实施。

（3）不断完善及落实护理规章制度、技术操作规程、岗位职责及常见急症的抢救预案；定期组织护士进行抢救知识与技能培训，提高护理人员的综合应急能力。

（4）与科主任或主治医师一同查房，指导并做好危急重症患者的护理。

（5）组织护理人员学习中医护理理论和技术，修改和实施专病护理常规或优势病种中医护理方案，提高辨证施护能力。开展本病区的中医技术操作，复杂的技术亲自执行或指导护士操作，以提高护理质量。

（6）定期组织护理查房和护理质量检查，全面掌握本病区的护理工作情况和患者动态，发现问题及时整改。对病区出现的护理不良事件上报科护士长并组织讨论改进措施。

（7）督促医务人员执行消毒隔离制度和个人防护措施，负责病房 6S 管理，保持室内外清洁、安静，防止交叉感染。

（8）指导和落实实习生、进修生的教学工作。

（9）做好护理新知识、新技术的人员培训和管理。

（10）积极开展优质护理工作，完善护士绩效管理，提高护士积极性和患者满意度。

（11）负责各种物资的准备和保管。每月召开公休会，听取患者的意见建议，提高管理水平。

第三节　专业组长职责

（1）在护士长领导下负责本组患者治疗和护理措施的落实，指导下级护士的工作。

（2）晨会前巡视病房，评估患者，重点巡视新患者和危重患者，检查夜间、晨间护理工作落实情况，掌握本组患者的病情及其他动态变化。

（3）参加晨会，听取夜班报告，参加床旁交接班。

（4）熟悉掌握本专科中西医护理理论和技术操作规程，指导并参与制订危重患者的护理计划并组织实施，开展辨证施护。

（5）协助护士长进行本组所有护理人员的管理。

（6）参加科室护理质量检查和技术指导，督促自己组员每班做好日常护理工作，发现并解决问题。

（7）指导护理文件书写，督导下级护士完成分组内护理文书的相关检查。

（8）每周参与科主任、护士长的行政查房，积极参与科室管理。

（9）协助护士长对科室护理人员定期进行业务培训及考核。

（10）协助护士长做好病区质量质控自查工作。

（11）积极指导专科护理工作，带动科室护理学术发展。

第四节　教学组长的职责

（1）在护士长的指导下负责病房的护理教学管理工作。

（2）制订科内带教计划，组织并参与带教老师对实习生、进修生、规培生、低年资护士进行培训及考核，关心学生的心理及专业发展。

（3）每月协助质控检查，做好记录，并将检查情况向专业组长、护士长汇报。

（4）安排有带教资格的护士带教，监督其教学质量及教学计划落实情况，及时讲评。

（5）定期召开带教老师及学生座谈会，征求护理教学及管理意见，提出改进措施。

（6）定期对科室带教老师进行考核，及时向护士长反映临床带教及护生管理情况。

（7）制订本科室西医的"日学""月学"及每月"业务查房"计划。

第五节　办公班职责

（1）早上准时到岗进行书面接班：包括病历夹、毒麻药、遥控器押金、需计费物质等。

（2）负责接待新入院患者，安排床位，及时通知医生及责任护士做好相应接待准备。

（3）及时准确执行医嘱。负责打印护理单、服药单、检验单、检查申请单等，准备检验标本容器；负责办理出入院、转科手续等。

（4）组织与责任护士医嘱查对，避免差错事故的发生，填写查对医嘱登记本。核对完医嘱以后，负责准备好第二天长期输液、注射及雾化药物。

（5）负责记账收费工作，对欠费者及时提醒并且打催款单。查对医嘱，发现超过医保政策，及时与对应医生沟通。

（6）负责清点每日药房发放的口服药，每日拿取毒麻药物，填写和清理日报表，整理医疗文件，书写日间交班报告，填写病区消毒登记表。

（7）保持办公室整齐、清洁；负责各种用品、表格、标本瓶的准备补充。每周日负责康复科门诊诊室物质补充、效期查对。每周三清理护士站物资效期、急救车物品效期、基药效期。

（8）护士长不在时，负责安排检查各班工作，处理科内事务。

（9）每月底负责归档护理相关资料：交班报告、排班表、消防核查表、设备仪器检查表、日报表、病区消毒登记表等。

（10）每月查看治疗费情况以及中医项目开取情况，至少向护士长汇报2次。每月月底统计工作量交给护士长。

第六节　责任护士职责

（1）在护士长领导下和上级护士指导下进行工作。

（2）认真执行各项护理制度和技术操作规程，正确执行医嘱和各项护理措施。

（3）按照本科中医专科专病护理常规进行辨证施护，完成中医护理技术操作和健康宣教。

（4）责护轮流进行物资及药物接班，包括消防安全、基药数量及效期、器械表格、血糖仪等；B2组每日负责清点换药碗；各组负责分管床单位的整理，做好分管患者入院前的准备工作和出院后的终末处理、晨间护理等。

（5）与夜班护士床头交接班，掌握分管患者情况，遵医嘱完成当日的护理及治疗工作。随时巡视分管病房，密切观察病情变化，发现问题及时报告和协助医生处理，协助不能自理的患者进食、翻身、皮肤护理、起床活动及递送便器；负责分管患者的基础护理和专科护理，如口腔护理、会阴护理、管道护理、理疗、治疗（输液、抽血、注射等）、清洁卫生（三短六洁）、辨证施护等，并认真完善记录单。

（6）遵医嘱测量患者生命体征，如有异常及时告知主管医生，准确统计出入量，及时将相应数值记录在护理记录及体温单里，并且做好后续观察及记录。建立中医护理方案评价表，并且定期做好评估及归档。

（7）每日责护负责核对自己组的医嘱，包括治疗、用药及生命体征监测情况等。责护负责查看自己组的体温单录入情况。责护还负责发放当日药房取回的所有自理口服药，如患者未在病房，请及时通知患者拿取当日口服药（留纸条或打电话通知）。

（8）做好病房管理、消毒隔离，防止交叉感染。

（9）做好医用垃圾的分类处理，做好分管 6S 区域的管理。

（10）质控检查表：每月 1—5 日检查病区管理；每月 6—11 日检查分级护理；每月 12—16 日检查优质护理；每月 17—22 日检查中医护理；每月 23—28 日检查护理文书（每周周末自查）。

（11）特殊检查日：每周六核对患者自理口服药单，如有变化及时重新打印；每周日进行冰箱清理。

第七节　中班职责

（1）准时到岗，巡视患者，做好宣教。

（2）协助夜班护士完成病房的工作。负责发药以及当日所有患者 11：00 的生命体征监测，询问大便情况，并及时录入体温单。

（3）下午提前 10~15 min 接班，交接清楚一切物品、药品，与白班护士床头交接，掌握患者情况，如需继续观察处理的护理问题及治疗情况。

（4）负责中班时间全病房患者的一切治疗、护理及安全工作（包括口服药的发放、血糖的测量及胰岛素注射等），配合医生做好危重患者的抢救工作。

（5）负责治疗室、处置室等的紫外线消毒、强度监测工作。

（6）负责 PDA 及心电图机器的充电工作。

（7）按分级护理要求巡视病房，测量患者生命体征，实施辨证施护，并做好护理记录，进行必要的健康教育。负责追踪患者去向并将结果反馈在护士群及工作群，对于电话无法接通者应发短信至患者。

（8）再次核对次日标本留取准备情况，必要时再通知患者。

（9）保持病室安全、安静。将所有仪器收回归类放置于处置室或换药室。

（10）保持办公室、治疗室及处置室的清洁整齐，书写交班报告，与夜班值班人员做好书面及床旁交班。

第八节　夜班职责

（1）提前 10～15 min 接班，交接清楚一切物品、药品，与中班护士进行床头交接，了解病房患者情况，需继续观察处理的护理问题及治疗情况。

（2）负责夜班期间本病区患者的一切治疗、护理及安全工作，配合医生做好重危患者的抢救工作。

（3）接收急诊入院患者，正确执行本班医嘱。发放晨间口服药，遵医嘱监测血糖及注射胰岛素，完成静脉采血工作等。

（4）按要求巡视病房，测量住院患者生命体征，统计记录 24 h 出入量，实施辨证施护，并做好记录，进行必要的健康宣教。

（5）负责打印当日的治疗单，如隔物灸、蜡疗、中医定向透药、HYJ 炎症治疗仪等。

（6）负责打印患者一日清单及治疗单，如肢体气压、中药封包治疗、胰岛素注射单等。

（7）书写交班报告，保持办公室、治疗室及处置室的清洁整齐，与白班上班人员做好书面及床旁交班。

第九节　康复科平台分诊护士岗位职责

（1）在科主任护士长的领导下进行工作。

（2）自觉遵守医院及科室相关规章制度，按时到岗，负责晨交班。

（3）负责其他科室跨到本科来的门诊费用单独统计；核对每日新开的治疗医嘱，并分区发放治疗单，针对新入患者及新开医嘱，及时通知患者领取治疗单，并做好相关解释介绍工作；负责日常书写交接班，统计当日护理区域的所有工作量，退费时在交班本上写明原因，按照医护双签名流程退费。

（4）每天仔细核对抢救室及所管 6S 区域物品及有效期并签字，每周四大检查。

（5）维持各区域的正常工作秩序，安排患者有序治疗，每日 9：00—11：00，15：00—17：00 用 PDA 巡视平台患者，核对患者信息，并更换患者字迹不清腕带。

（6）负责消防检查及填写消防自查表，是本楼层的消防值班人员，复习库房物资整理及各种物资统计和发放。

（7）每周五与各区域责任人当面清点检查所有仪器设备等，保持完好备用状态。

（8）观察询问患者病情变化，发现异常立即通知其他人员并积极参与抢救。

（9）负责平台区域院感的规章制度，严格督促各区域做好手卫生及院感相关制度。

（10）负责登记平台不良事件以及职业暴露、参观接待等事件。

（11）库房管理，每周进行物资领取登记；每月底最后一周进行无菌物品有效期的检查，出入库存的核对，月底盘存打印并上传云盘。

（12）按照 6S 标准每日对各区域进行巡视督查，包括平台的各电梯厅、安全出口，楼梯间等，随时保持平台干净整洁。

（13）负责成像室操作工作。

（14）负责每季度空气培养测试，平台院感监督及督查，分诊台日常工作交接本。

（15）每月第一周取下空气消毒机，清洗滤网。

（16）正确指导实习护士、规范化培训学员、进修及新进人员的学习和工作。

（17）日常质控检查：检查当日熏洗室、高频室、蜡疗室执行情况及护士、患者签名情况，记录于平台质控自查表上（如所有护士及患者签名都已完善，登记为无，并签名）。

（18）下班前巡查所管区域消防、仪器、设备、清洁等情况，并打卡。

（19）主动参与新技术、新项目的护理学习，提高业务水平。

（20）注意礼貌用语，耐心解答患者疑问，避免纠纷。

（21）6S 管理区域：红外热成像室、抢救室、分诊台。

第九章 康复科特殊药物使用注意事项

本章主要讲述康复科特殊药物使用注意事项,从二十个方面进行叙述,分别是阿法骨化醇片、非那雄胺片、复方氨基酸注射液、呋塞米注射液、美罗培南、美洛昔康片、芪苈强心胶囊、塞来昔布胶囊、双氯芬酸钠双释放肠溶胶囊、参麦注射液、参芎葡萄糖注射液、头孢哌酮舒巴坦注射液、痰热清注射液、注射用维生素 C、注射用单唾液酸四己糖神经节苷脂钠、胃苏颗粒、依诺肝素钠注射液、盐酸氨溴索注射液、盐酸川芎嗪注射液、依降钙素注射液。

第一节 阿法骨化醇片

一、功能主治

用于改善慢性肾功能不全,甲状旁腺功能低下,抗维生素 D 佝偻病以及骨软化症患者因维生素 D 代谢异常的症状,如低钙血症、抽搐、骨痛及骨损害,还有骨质疏松症。

二、不良反应

偶见食欲不振、恶心、呕吐及皮肤瘙痒感等。

三、用法及注意事项

口服。

骨质疏松症:每日一次,每次 0.5 μg,或遵医嘱。

维生素 D 代谢异常疾病:每日一次,每次 1.0~4.0 μg,或遵医嘱。

服用本品的同时,根据医嘱,酌情补充钙剂。服药期间,应严密监测血钙、尿钙水平，调整剂量，发生高钙血症时，立即停药。超大剂量服药可能出现胃肠道系统、肝脏、精神神经系统、循环系统等方面的不良反应。正在服用抗凝血剂、抗癫痫药、抗酸铝剂、含镁或含钙制剂、噻嗪类利尿剂、洋地黄糖苷药物的患者，请遵医嘱使用本品。

第二节　非那雄胺片

一、功能主治

（1）适用于治疗和控制良性前列腺增生以及预防泌尿系统事件。

①降低发生急性尿潴留的危险性。

②降低需进行经尿道切除前列腺（TURP）和前列腺切除术的危险性。

（2）本品可使肥大的前列腺缩小，改善尿流及改善前列腺增生有关的症状。前列腺肥大患者适用于本品的治疗。

二、不良反应

本品具有良好的耐受性。在 PLESS 研究中，1 524 名患者每天服用 5 mg 本品，1 516 名患者服用安慰剂，进行为期 4 年多的安全性评价。4.9%（74 名患者）由于与本品有关的不良反应而中断治疗，与之相比，安慰剂组是 3.3%（50 名患者）。服用本品的患者中 3.7%（57 名患者）以及安慰剂治疗的患者中 2.1%（32 名患者）由于与性功能有关的不良反应而中断治疗，这是报道最多的不良反应。

在 4 年多的研究中，发生率≥1% 且大于安慰剂的临床不良反应主要是性功能受影响、乳房不适和皮疹。在研究的第 1 年中，服用本品的患者 8.1% 发生阳痿，而用安慰剂的患者为 3.7%；性欲降低者为 6.4% 和 3.4%，射精障碍为 0.8% 和 0.1%。在研究的第 2～4 年中，两个治疗组间这三种不良反应的发生率没有明显差异。第 2～4 年的累积发生率：阳痿（本品 5.1%；安慰剂 5.1%）；性欲降低（2.6%；2.6%）；射精障碍（0.2%；0.1%）。在第 1 年中，用本品和安慰剂射精量减少的患者分别为 3.7 和 0.8%；在第 2～4 年中，累积发生率本品为 1.5%、安慰剂为 0.5%。在第 1 年中，报道本品组和安慰剂组出现乳腺增生为（0.5%；0.1%），乳房触痛（0.4%；0.1%）以及皮疹（0.5%；0.2%）。第 2～4 年的累积发生率：乳腺增生［（1）8%；（1）1%］；乳房触痛（0.7%；0.3%）；皮疹（0.5%；0.1%）。

在为期 1 年、安慰剂对照的Ⅲ期临床研究以及 5 年延长期（853 名患者延长治疗至 5～6 年）的研究中，不良反应的情况与在 PLESS 中 2～4 年的报道相似。未发现随本品治疗期延长而增加的不良反应。新出现的与药物有关的性功能方面的不良反应的发生率随治疗时间的延长而降低。

三、用法及注意事项

（一）用法用量

推荐剂量是每日 1 片，每片 5 mg，与或不与食物同服。

肾功能不全患者剂量：对于各种程度不同的肾功能不全患者肌酐清除率低至 9 mL/min，不须调整给药剂量，因为药代动力学研究证实非那雄胺的体内过程没有任何改变。

老年人剂量：尽管药代动力学研究显示 70 岁以上患者非那雄胺的清除率有所降低，但不须调整给药剂量。

（二）注意事项

（1）对于有大量残留尿 / 严重尿流减少的患者，应该密切监测其堵塞性尿路疾病。

（2）对前列腺特异抗原（PSA）及前列腺癌检查的影响：目前为止，用本品治疗前列腺癌患者还未见临床疗效。在对照的临床研究中，通过 PSA 检查和前列腺活检，对前列腺增生和 PSA 升高的患者进行监测。这些对前列腺增生的研究中，本品未改变前列腺癌的检测率，并且使用本品与使用安慰剂的患者前列腺癌的总发病率没有显著差异。

建议在接受本品治疗前及治疗一段时间之后定期做直肠指诊，以及其他的前列腺癌检查。血清 PSA 也用于前列腺癌的检查。一般来说，基线 PSA > 10 ng/mL 则提示应进一步检查并考虑活检；PSA 水平在 4～10 ng/mL 之间建议做进一步检查。在患有或未患有前列腺癌的男性中 PSA 水平存在一定的重叠。因此，患前列腺增生的男性，不管是否服用本品，若 PSA 值在正常参考范围内并不能排除前列腺癌的可能性。若基线 PSA < 4 ng/mL 也不能排除前列腺癌。

即使伴有前列腺癌，本品可使前列腺增生患者血清 PSA 浓度约降低 50%。在评价 PSA 数据且不排除伴有前列腺癌时，应考虑本品会使前列腺增生患者的血清 PSA 水平降低这一因素。虽然患者有个体差异，但是，在 PSA 数值范畴数据中，其降低程度是可预测的。对来自 3 000 多名患者的双盲、安慰剂对照的 4 年期本品长期疗效和安全性研究（PLESS）的 PSA 数据的分析可以证明，典型患者使用本品治疗 6 个月或更长，与未经治疗的男性正常 PSA 值比较，其 PSA 值应该加倍。这种调整不但保留了 PSA 检测的灵敏性和特异性，而且保持了其检查前列腺癌的效能。

应谨慎评价使用非那雄胺治疗的患者的 PSA 水平持续增高这一现象，包括考虑本品治疗的非依从性。

本品不会引起游离 PSA 百分比（游离 PSA/ 总 PSA）的显著下降，而且在本品的影响下，游离 PSA/ 总 PSA 值保持恒定。当游离 PSA 百分比用于检测前列腺癌时，其值无须调整。

（3）药物 / 实验室检查相互作用如下。

对 PSA 水平的影响：血清 PSA 浓度与患者年龄和前列腺体积有关，而前列腺体积又与患者年龄有关。当评价 PSA 实验室测定结果时，应考虑接受本品治疗的患者 PSA 水平降低的事实。大多数患者，在治疗的第一个月内 PSA 迅速降低，随后 PSA 水平稳定在一个新的基线上。治疗后基线值约为治疗前基线值的一半。因此，用本品治疗 6 个月或更长的典型患者，在与未经治疗男性的正常 PSA 值相比较时，PSA 值应该加倍。

本品不适用于妇女和儿童。本品禁用于以下情况：对本品任何成分过敏者，妊娠、怀孕和可能怀孕的妇女。

第三节　复方氨基酸注射液

一、功能主治

用于急性和慢性肾功能不全患者的肠外支持；大手术、外伤或脓毒血症引起的严重肾功能衰竭以及急性和慢性肾功能衰竭。

二、不良反应

静滴速度过快会引起恶心、呕吐、心悸、寒战等反应，应及时减慢给药速度（静滴 15 滴 /min 为宜），老年人和危重患者尤其需要注意。

三、用法及注意事项

静脉滴注：成人每日 250～500 mL，缓慢滴注。小儿用量遵医嘱。进行透析的急、慢性肾功能衰竭患者每日 1 000 mL，最大剂量不超过 1 500 mL。滴速不超过 15 滴 /min。氨基酸代谢紊乱、严重肝功能损害、心功能不全、水肿、低血钾、低血钠患者禁用。凡用本品者，均应低蛋白，高热量饮食。热量摄入应为每日 2 000 kcal（1 kcal=4.19 KJ）以上，如饮食摄入量达不到此值，应给予葡萄糖等补充，否则本品进入体内将会转变为热量，而不能合成蛋白。应严格控制给药速度，不超过 15 滴 /min。在使用过程中，应监测血糖、血清蛋白、肾功能、肝功能、电解质、二氧化碳结合力、血钙、血磷等，必要时检查血镁和血氨。如出现异常，应注意纠正。注意水平衡，防止血容量不足或过多。在对尿毒症患者补充葡萄糖的同时给予少量胰岛素，也应给予糖尿病患者适量胰岛素，以防止出现高血糖。尿毒症性心包炎、尿毒症脑病、无尿、高钾血症等应首先采用透析治疗。使用前请详加检查，如发现药液不澄明、瓶身有破损、漏气、变色、沉淀、异物等变质现象时不能使用；本品一经开启，须一次性使用完毕，残留药液不得再用；如遇冷析出结晶，可置 50℃温水中溶解后再用。

第四节　呋塞米注射液

一、功能主治

（1）水肿性疾病。包括充血性心力衰竭、肝硬化、肾脏疾病（肾炎、肾病及各种原因所致的急、慢性肾功能衰竭），尤其是应用其他利尿药效果不佳时，应用本类药物仍可能有效。与其他药物合用治疗急性肺水肿和急性脑水肿等。

（2）高血压。在高血压的阶梯疗法中，不作为治疗原发性高血压的首选药物，但当噻嗪类药物疗效不佳，尤其当伴有肾功能不全或出现高血压危象时，本类药物尤为适用。

（3）预防急性肾功能衰竭。用于各种原因导致的肾脏血流灌注不足，例如，失水、休克、中度、麻醉意外以及循环功能不全者，在纠正血容量不足的同时及时应用，可减少急性肾小管坏死的发生率。

（4）高钾血症及高钙血症。

（5）稀释性低钠血症，尤其是当血钠浓度低于 120 mmol/L 时。

（6）抗利尿激素分泌过多症（SIADH）。

（7）急性药物毒物中毒，如巴比妥类药物中毒等。

二、不良反应

常见者多与水、电解质紊乱有关，尤其是大剂量或长期应用时，如直立性低血压、休克、低钾血症、低氯血症、低氯性碱中毒、低钠血症、低钙血症以及与此有关的口渴、乏力、肌肉酸痛、心律失常等。少见者有过敏反应（包括皮疹、间质性肾炎，甚至心搏骤停）、视觉模糊、黄视症、光敏感、头晕、头痛、纳差、恶心、呕吐、腹痛、腹泻、胰腺炎、肌肉强直等。骨髓抑制导致粒细胞减少，血小板减少性紫癜和再生障碍性贫血，肝功能损害，指（趾）感觉异常，高糖血症，尿糖阳性，原有糖尿病加重，高尿酸血症。耳鸣、听力障碍多见于大剂量静脉快速注射时（每分钟剂量 > 4～15 mg），多为暂时性，少数为不可逆性，尤其当与其他有耳毒性的药物同时应用时。在高钙血症时，可引起肾结石。还有报道称，本药可加重特发性水肿。

三、用法及注意事项

（一）成　人

（1）治疗水肿性疾病。紧急情况或不能口服者，可静脉注射，开始 20～40 mg，必要时每 2 小时追加剂量，直至出现满意疗效。维持用药阶段可分次给药。治疗急性左心衰竭时，起始 40 mg 静脉注射，必要时每小时追加 80 mg，直至出现满意疗效。治疗急性肾功能衰竭时，可用 200～400 mg 加于 0.9% 氯化钠注射液 100 mL 内静脉滴注，滴注速度不超过 4 mg/min。有效者可按原剂量重复应用或酌情调整剂量，每日总剂量不超过 1 g。利尿效果差时不宜再增加剂量，以免出现肾毒性，对急性肾衰功能恢复不利。治疗慢性肾功能不全时，一般每日剂量 40～120 mg。

（2）治疗高血压危象时，可静脉注射，一次 20～80 mg。

（3）治疗高钙血症时，可静脉注射，一次 20～80 mg。

（二）小 儿

治疗水肿性疾病，起始按 1 mg/kg 静脉注射，必要时每隔 2 h 追加 1 mg/kg。最大剂量可达每日 6 mg/kg。新生儿应延长用药间隔。

（三）注意事项

（1）针对无尿或严重肾功能损害者，后者须加大剂量，故用药间隔时间应延长，以免出现耳毒性等不良反应。

（2）糖尿病。

（3）高尿酸血症或有痛风病史者。

（4）严重肝功能损害者，因水电解质紊乱可诱发肝性昏迷。

（5）急性心肌梗死，过度利尿可促发休克。

（6）胰腺炎或有此病史者。

（7）有低钾血症倾向者，尤其是应用洋地黄类药物或有室性心律失常者。

（8）红斑狼疮，本药可加重病情或诱发活动。

（9）前列腺肥大。

第五节 美罗培南

一、功能主治

适用于成人和儿童由单一或多种对美罗培南敏感的细菌引起的感染，成人粒细胞减少症伴发热患者可单独应用本品或联合抗病毒药、抗真菌药使用。

二、用法

静脉推注时间大于 5 min，静脉滴注时间大于 12～30 min，可用 0.9% 氯化钠注射液，5% 或 10% 葡萄糖注射液，葡萄糖氯化钠稀释，每 8 小时按剂量 10～20 mg 给药，体重超过 50 kg 者按成人剂量给药。

三、注意事项

对本品过敏者禁用，严重肝肾功能障碍、有癫痫史或中枢神经系统功能障碍、全身营养不良者慎用，肝病患者使用应认真监测患者肝功能，孕妇不宜应用，哺乳期妇女不推荐使用。忌冰冻。

四、不良反应

皮疹、腹泻、软便、恶心、呕吐，荨麻疹，发热感，红斑，瘙痒，头痛，倦怠感、腹痛、食欲不振、口内炎。

第六节　美洛昔康片

一、功能主治

用于类风湿关节炎的症状治疗、疼痛性骨关节炎（关节病、退行性骨关节病）的症状治疗。

二、不良反应

胃肠道：消化不良、恶心、呕吐、腹痛、便秘、胀气、腹泻。
血液：贫血。
皮肤：皮肤瘙痒、皮疹。
心血管：水肿。

三、用法及注意事项

口服，早餐后 10 min 温开水送服。

治疗骨关节炎：一次 7.5 mg，每日 1 次，根据需要可增至 15 mg/d。类风湿性关节炎：每天 15 mg，根据治疗后的反应，剂量可减至 7.5 mg/d。严重肾功能衰竭进行透析的患者，剂量不应超过 7.5 mg。避免与其他非甾体抗炎药合并用药。当患者服用该药发生胃肠道出血或溃疡时，应停药。

本品可能引起严重心血管血栓性不良事件、心肌梗死和脑卒中的风险增加，可导致新发高血压或使已有的高血压症状加重，可能引起致命的、严重的皮肤不良反应。有高血压或心力衰竭病史的患者应慎用。

第七节　芪苈强心胶囊

一、功能主治

益气温阳，活血通络，利水消肿。用于冠心病、高血压病所致轻、中度充血性心力衰竭，证属阳气虚乏，络瘀水停者，症见心慌气短，动则加剧，夜间不能平卧，下肢浮肿，倦怠乏力，小便短少，口唇青紫，畏寒肢冷，咳吐稀白痰等。

二、不良反应

尚不明确。

三、用法及注意事项

口服，每次 4 粒，日 3 次。
临床应用时，如果正在服用其他治疗心衰的药物，不宜突然停用。

第八节　塞来昔布胶囊

一、功能主治

用于治疗急性期或慢性期骨关节炎和类风湿关节炎的症状和体征。

二、不良反应

胃肠道出血、溃疡和穿孔。可引起严重心血管血栓性不良事件，使心肌梗死和脑卒中的风险增加。可导致新发高血压或使已有的高血压加重。具有肝、肾毒性。可以引起严重的皮肤不良反应。

三、用法及注意事项

口服。

骨关节炎：每日一次，每次 200 mg 或每日两次，每次 100 mg。类风湿关节炎：每日两次，每次 100～200 mg。急性疼痛：第 1 天首剂 400 mg，必要时，可再服 200 mg；随后根据需要，每日两次，每次 200 mg。

针对中度肝功能损害患者，本品的每日推荐剂量应减少大约 50%；不建议严重肝功能受损患者使用本品。

禁用于已知对磺胺过敏者、冠状动脉旁路搭桥手术、有活动性消化道溃疡 / 出血的患者、重度心力衰竭患者。

第九节　双氯芬酸钠双释放肠溶胶囊

一、功能主治

用于急性关节炎症和痛风发作、慢性关节炎症、类风湿性关节炎、强直性脊柱关节和脊柱的其他炎性风湿性疾病、与关节和脊柱的退行性疾病有关的疼痛、软组织风湿病、创伤或手术后的肿痛或炎症。

二、不良反应

胃肠道不适，如恶心、呕吐、腹泻或食欲不振。有时可出现头痛、头晕、疲倦、皮疹和胃肠道出血。

三、用法及注意事项

口服，每日 1 次，每次 75 mg。必要时可增至每日 2 次，每次 75 mg。

禁用于服用阿司匹林或其他非甾体抗炎药后诱发哮喘、荨麻疹或过敏反应的患者，冠状动脉搭桥手术围手术期疼痛的治疗，重度心力衰竭患者，已知对阿司匹林、布洛芬过敏的患者，有胃肠道炎性疾病、活动性消化道溃疡出血，或者既往曾复发溃疡 / 出血的患者，黑便或不明原因的血液疾病病史者。

第十节　参麦注射液

一、功能主治

益气固脱，养阴生津，生脉。用于治疗气阴两虚型之休克、冠心病、病毒性心肌炎、慢性肺心病、粒细胞减少症。能提高肿瘤细胞的免疫机能，与化疗药物合用时，有一定的增效作用，并能减少化疗药物的毒副反应。

二、不良反应

偶见寒战、乏力、皮疹、瘙痒、多汗、潮红、心悸、心绞痛、胸闷、气促、呼吸困难、恶心、呕吐、烦躁、头晕、头痛等，严重者可见过敏性休克。

三、用法及注意事项

肌内注射：一次 2～4 mL，1 次 /d；静脉滴注：一次 20～100 mL，用 5% 葡萄糖注射液 250～500 mL 稀释后应用，或遵医嘱。

对本品有严重过敏反应或严重不良反应史者禁用，新生儿、婴幼儿禁用。长期使用本药在每疗程间要有一定的时间间隔。

第十一节　参芎葡萄糖注射液

一、功能主治

用于闭塞性脑血管疾病及其他缺血性血管疾病。

二、不良反应

未发现明显的毒副反应作用，曾报道有过敏反应，如皮疹、瘙痒、心悸、胸闷、寒战、头晕、头痛、恶心、呕吐、胃肠道不适等，停药后消失。曾有过敏性休克和喉头水肿的报道。

三、用法及注意事项

静脉滴注，每天一次，每次 100～200 mL，或遵医嘱，儿童及老年患者应遵医嘱。对本品过敏者禁用。脑出血及有出血倾向的患者忌用。糖尿病患者用药可在医生指导下使用。本品不宜与碱性注射剂一起配伍，不宜与其他药物混合在同一容器内使用。若出现不良反应，遵医嘱。渗透压摩尔浓度应为 420～520 mOsmol/kg。

第十二节　头孢哌酮舒巴坦注射液

一、功能主治

主要用于由敏感菌引起的呼吸系统、泌尿生殖系统感染，以及腹膜炎、胆囊炎、胆道感染、腹腔内感染、败血症等的治疗。

二、使用方法

溶于 0.9% 氯化钠注射液或 5% 葡萄糖注射液中静脉滴注，滴注时间为 30～60 min。成人推荐剂量 1.5～3 g，儿童 30～60 mg/kg，舒巴坦每日最高剂量不超过 80 mg/kg。

三、注意事项

已知对青霉素类、头孢哌酮类抗生素过敏或对本品成分有休克史者禁用。肾功不全者、肝功障碍者需酌情减量。

四、不良反应

恶心、呕吐、轻度腹泻、斑丘疹、荨麻疹、嗜酸粒细胞增多、药物热、头痛、发热、寒战、静脉炎。

第十三节　痰热清注射液

一、功能主治

清热、化痰、解毒。

二、使用方法

成人一般一次 20 mL，重症患者一次可用 40 mL，加入 5% 葡萄糖注射液或 0.9% 氯化钠注射液 250～500 mL 静滴，每分钟滴数不超过 60 滴，每日一次。儿童按体重 0.3～0.5 mL/kg，最高剂量不超过 20 mL，加入 5% 葡萄糖注射液或 0.9% 氯化钠注射液 100～200 mL，30—60 滴 /min，每日一次。

三、注意事项

对药物及醇类过敏或过敏体质者禁用；药液稀释倍数不低于 1：10，稀释后须在 4 h 内使用；滴数过快或渗漏可引起局部疼痛。

四、不良反应

偶有头晕、恶心、呕吐、全身发红、瘙痒或皮疹。

第十四节　注射用维生素 C

一、功能主治

防治维生素 C 缺乏病（坏血病），也可用于各种急慢性传染性疾病及紫癜等辅助治疗，大剂量静脉注射用于克山病、心源性休克时抢救。

慢性铁中毒的治疗：维生素 C 促进去铁胺对铁的整合，使铁排出加速。

特发性高铁血红蛋白血症的治疗。

患者接受慢性血液透析、胃肠道疾病（长期腹泻、胃或回肠切除术后）、结核病、癌症、溃疡病、甲状腺功能亢进、发热、感染、创伤、烧伤、手术等对维生素 C 的需要量增加。

因严格控制或选择饮食、接受肠道外营养的患者，因营养不良、体重骤降，以及在妊娠期和哺乳期的患者常会用到它。

二、不良反应

长期应用，每日 2～3 g，停药后可引起维生素 C 缺乏病。长期应用大量维生素 C，偶可引起尿酸盐、半胱氨酸盐或草酸盐结石。快速静脉注射可引起头晕、晕厥。大量应用（每日用量 1 g 以上）可引起腹泻、皮肤红而亮、头痛、尿频（每日用量 600 mg 以上时），恶心呕吐、胃痉挛。常见不良反应有过敏性休克、过敏样反应、瘙痒、皮疹、寒战、发热、高热、疼痛、胸闷、呼吸困难、心悸、抽搐、麻木等。局部反应：如静脉炎、注射部位反应等。

三、用法及注意事项

肌内或静脉注射，成人每次 100～250 mg，每日 1～3 次；小儿每日 100～300 mg，分次注射。救治克山病可用大剂量，需遵医嘱。

维生素 C 对下列情况的作用未被证实：预防或治疗瘙痒症、牙龈炎、化脓、出血、血尿、视网膜出血、抑郁症、龋齿、贫血、痤疮、不育症、衰老、动脉硬化、溃疡病、结核、痢疾、结缔组织病、骨折、皮肤溃疡、花粉症、药物中毒、血管栓塞、感冒等。

第十五节　注射用单唾液酸四己糖神经节苷脂钠

一、功能主治

用于治疗血管性或外伤性中枢神经系统损伤；帕金森病。

二、不良反应

皮肤及其附件损害：斑丘疹、红斑疹、急性荨麻疹、水疱疹、皮肤瘙痒等。

全身性损害：寒战、发热、乏力、面色苍白、水肿、过敏样反应、过敏反应、过敏性休克等。

呼吸系统损害：胸闷、呼吸困难、咳嗽等。

神经系统损害及精神障碍：头晕、头痛、眩晕、局限性抽搐、局部麻木、精神障碍、吉兰－巴雷综合征等。

胃肠系统损害：恶心、呕吐、腹泻、腹痛、胃部不适等。

心血管系统损害：心悸、心动过速、发绀、潮红、血压升高，血压降低、静脉炎等。

其他：注射部位疼痛、肝功能异常等。

三、用法及注意事项

每日 20～40 mg，遵医嘱一次或分次肌注或缓慢静脉滴注。

在病变急性期（尤其是急性创伤）：每日 100 mg，静脉滴注：2～3 周后改为维持量，每日 20～40 mg，一般 6 周。

对帕金森病，首剂量 500～1 000 mg，静脉滴注；第 2 日起每日 200 mg，皮下、肌注或静脉滴注，一般用至 18 周。

皮下、肌注用药时，用注射用水溶解至 10 mg/mL；静脉滴注用药时，用 0.9%氯化钠注射液或 5% 葡萄糖注射液溶解并稀释。

国内外药品上市后监测中发现可能与使用神经节苷脂产品相关的吉兰－巴雷综合征病例。若患者在用药期间（一般在用药后 5～10 d 内）出现持物不能、四肢无力、弛缓性瘫痪等症状，应立即就诊。吉兰－巴雷综合征患者禁用本品，自身免疫性疾病患者慎用本品。使用本品可能出现寒战、发热症状，并可能伴有皮疹、呼吸困难、心悸、呕吐等。输液过程中应尽量减慢滴速，注意对患者进行监护，出现上述症状应立即停药救治。

第十六节　胃苏颗粒

一、功能主治

理气消胀，和胃止痛。本品用于气滞型胃脘痛，症见胃脘胀痛，窜及两肋，得嗳气或矢气则舒，情绪郁怒则加重，胸闷食少，排便不畅及慢性胃炎见上述证候者。

二、不良反应

偶有口干，嘈杂。

三、用法及注意事项

口服。用适量开水冲服，搅拌至全溶。每日 3 次，每次 5 g，15 d 为一个疗程。服药期间要保持情绪稳定，切勿恼怒。少吃生冷及油腻难消化的食品。有高血压、心脏病、肝病、肾病等慢性病严重者应在医师指导下服用。

第十七节　依诺肝素钠注射液

一、适应证

2 000 AxaIU 和 4 000 AxaIU 注射液：预防静脉血栓栓塞性疾病（预防静脉内血栓形成），特别是与骨科或普外手术有关的血栓形成。6 000 AxaIU，8 000 AXaIU 和 1 000 AxaIU 注射液：治疗已形成的深静脉血栓，伴或不伴有肺栓塞，临床症状不严重，不包括需要外科手术或溶栓治疗的肺栓塞。治疗不稳定性心绞痛及非 Q 波心肌梗死，与阿司匹林合用。用于血液透析体外循环中，防止血栓形成。治疗急性 ST 段抬高型心肌梗死，与溶栓联剂用或同时与经皮冠状动脉介入治疗（PCI）联用。

二、不良反应

（1）免疫系统异常：过敏性 / 类过敏反应，包括休克。

（2）神经系统异常：头痛。

（3）血管异常：在接受脊麻 / 硬膜外麻醉或脊椎穿刺同时使用依诺肝素钠的患者中有脊髓血肿（或椎管内血肿）的病例报告，该不良反应可能导致不同程度的神经系统损伤，包括长期或永久性瘫痪。

（4）血液及淋巴系统异常：出血性贫血，伴有血栓形成的过敏性血小板减少症。嗜酸性粒细胞增多症。

（5）皮肤和皮下组织异常：皮肤血管炎、皮肤坏死通常出现在注射部位（这些现象之前通常会发生疼痛的紫癜和红斑），必须停止依诺肝素钠的治疗。注射部位结节（炎性结节，非依诺肝素的囊性包裹）。数天后可消退，治疗不必停止。

（6）肝胆系统异常：肝细胞性肝损伤，胆汁淤积性肝损伤。

（7）肌肉骨骼及结缔组织异常，长期治疗（大于 3 个月）后的骨质疏松。

三、注意事项

（1）在下列情况中应小心使用本品：止血障碍、肝肾功能不全患者，有消化道溃疡史，或有出血倾向的器官损伤史，近期出血性脑卒中，难以控制的严重高血压，糖尿病性视网膜病变。

（2）肾功能不全患者在应用低分子肝素治疗前，需评估肾功能。

（3）肝功能不全患者应给予特别注意。

（4）肥胖患者具有较高的血栓栓塞风险。肥胖患者中预防性剂量的安全性和疗效尚未得到完全确定。

（5）禁止肌内注射。

第十八节　盐酸氨溴索注射液

一、功能主治

（1）痰液分泌不正常及排痰功能不良的急性、慢性呼吸道疾病。

（2）早产儿及新生儿的婴儿呼吸窘迫症（IRDS）治疗。

二、使用方法

（1）缓慢静脉滴注：成人 12 岁以上儿童，每天 2～3 次，每次 15 mg，慢速静脉输注。

（2）6～12 岁儿童：每天 2～3 次，每次 15 mg，缓慢静脉滴注。

（3）2～6 岁儿童：每天 3 次，每次 7.5 mg，缓慢静脉滴注。

（4）2 岁以下儿童：每天 2 次，每次 7.5 mg，缓慢静脉滴注。

（5）IRDS 治疗 30 mg/kg，分 4 次给药，使用注射器泵给药，静脉注射时间至少 5 min。

三、注意事项

（1）慎用本品：肝、肾功能不全者；胃溃疡患者；支气管纤毛运动功能受限及呼吸道出现大量分泌物的患者；青光眼；妊娠前三个月、哺乳期、妇女慎用药物。

（2）禁止本品与其他药物在同一容器内混合，注意避免与头孢类抗生素、中药注射剂等配伍应用。静脉用药时不可速度过快，对妊娠没有不良影响。

（3）本品不能与 pH > 6.3 的其他溶液混合，因为 pH 增加会导致产生氨溴索游离碱沉淀。

四、不良反应

红斑；口干、便秘、流涎、咽干；流涕、呼吸困难（超敏反应症状之一）；排尿困难；体温升高、畏寒，以及黏膜反应。

第十九节　盐酸川芎嗪注射液

一、功能主治

有抗血小板聚集，扩张小动脉，改善微循环，活血化瘀作用，并对已聚集的血小板有解聚作用。

二、不良反应

偶有口干、嗜睡等。

三、用法及注意事项

（1）用法：静脉滴注。以本品注射液 40～80 mg（1～2 支），稀释于 5% 葡萄糖注射液或 0.9% 氯化钠注射液 250～500 mL 中静脉点滴注。速度不宜过快，每日 1 次，10 d 为一疗程，一般使用 1～2 个疗程。

（2）注意事项：①脑水肿患者慎用。②不适于肌内大量注射。③静脉滴注速度不宜过快。④孕妇及哺乳期妇女用药尚不明确。⑤脑出血及有出血性倾向的患者禁用。⑥贮藏：遮光，在阴凉处（不超过 20℃）保存。

第二十节　依降钙素注射液

一、功能主治

用于骨质疏松症引起的骨痛。

二、不良反应

休克；过敏症；偶见颜面潮红、热感、胸部压迫感、心悸、眩晕、头痛等；消化系统反应；注射部位偶见疼痛；皮肤瘙痒。

三、用法及注意事项

骨质疏松症：肌内注射每次 10 IV，每周 2 次。应根据症状调整剂量，或遵医嘱。

本品在睡前使用或用药前给予抗呕吐药可减轻不良反应。本品有引起休克的可能性，故对易发生皮疹、红斑、荨麻疹等过敏反应的患者、支气管哮喘患者或有其既往史患者慎用。肝功能异常者慎用。

第十章　康复科检查检验健康教育

本章主要讲述康复科检查检验健康教育小处方，从八个方面进行叙述，分别是 24 小时尿蛋白定量测定留尿说明、彩超检查健康宣教、红外线热成像检查方法及注意事项、静脉采血的健康教育处方、康复科尿常规及尿培养标本留取方法及注意事项、痰液标本留取健康教育处方、胃肠镜检查术前准备和注意事项、血培养标本采集。

第一节　24 小时尿蛋白定量测定留尿说明

一、留尿说明

（1）准备好尿壶及小桶。

（2）早晨 7：00 无论是否有尿意，必须排尿 1 次，排空膀胱。此后将连续 24 h 的尿液都收集于尿壶或小桶中，至第二天早晨 7：00 收集最后一次尿液。

（3）收集第一次尿液后（尿量超过 200 mL），找护士加防腐剂。

（4）第二天早晨 7：00 测量 24 h 总尿量，并记录在尿杯上。

（5）将尿液摇匀后取一杯尿液装在尿杯内，放在标本台上，其余的尿液丢弃即可。

二、注意事项

（1）留尿前几天起，应停用影响尿酸排泄的药物，避免高嘌呤饮食。

（2）上呼吸道感染期间不宜做尿化验，痊愈 1 周后再做。腹泻时也最好不要留尿。女性患者要避开月经的前后三天。有血尿或尿路感染时，可能引起尿蛋白的升高，应该避免此时取样。

（3）留尿之前清洗外阴及生殖器，避免白带及其他因素的干扰。

（4）容器最好是一次性使用，应该清洁与干燥。

（5）留取 24 h 尿液应注意收集的尿液应包括 24 h 以内所有排出的尿液，包括大便时排出的尿液。

（6）在留尿过程中如果尿液被其他物质混入、污染，应重新留尿。

（7）留尿期间可以日常活动，但不建议剧烈运动，以减少运动对尿检的影响；饮水量无须控制，患者可正常饮水。

第二节　彩超检查健康宣教

一、彩　超

通常由探头、超声波发射 / 接收电路、信号处理和图像显示等部分组成。它是利用超声多普勒技术和超声回波原理，主要进行血液流动观察、人体器官成像和组织运动信息检测的设备，是一种无创伤性的检查。

二、彩超检查项目

循环系统：心、脑、四肢、血管疾病。

消化系统：肝、胆、脾、胃、腹腔各种疾患。

泌尿系统：肾、输尿管、膀胱各种疾患。

腺体：甲状腺、乳腺、胰腺、前列腺各种疾患。

妇科：子宫、卵巢、输卵管、盆腔疾患。

产科：胎儿、胎头、胎心、胎盘、脐带、羊水情况能确定有无畸形、前置胎盘，脐带绕颈。

三、彩超检查注意事项

（一）腹部彩超

（1）禁食禁水。检查的前一天的晚餐，应以清淡少渣的食物为主，食后禁食一夜。检查当日早晨，应禁早餐和水，以保证上午在空腹情况下检查。这主要是为减轻胃肠内容物对超声波声束的干扰，保证胆囊及胆道内有足够的胆汁充盈。有时有些患者即使禁饮食，胃肠道内仍有大量积气。这部分患者应在检查前1～2 d 口服消胀片，对消除肠道气体有一定作用。

（2）做彩超前两天，应避免进行胃肠道钡餐造影和胆道造影。对于因消化系统疾病就诊的患者，有时医生会同时开出钡餐透视和彩超检查单，患者最好先行彩超检查，再行钡餐造影。因为胃肠道内若有钡剂存留，不仅影响胆囊、胰腺的超声显像，而且还容易发生误诊。

（3）做泌尿系统彩超检查，特别是输尿管和膀胱彩超检查时，应在检查前1～2 h，饮温水 400～600 mL，待膀胱有尿意后再检查，若膀胱过度充盈，需先少排出一些尿液后再检查。如果患者须一次接受消化、泌尿检查，最好检查当日不排晨尿，这样不必喝水即可达到膀胱充盈的目的。

（二）妇科彩超

最好避开月经期，如果是经腹部做彩超，需要喝水憋尿，有尿意后做；如果是做经阴道的彩超，则不需要憋尿。这两种方式各有优势，通常经腹部彩超看得比较全面，能够看到子宫周围的情况，而经阴道超声因为距离子宫比较近，避开了膀胱、肠道等的干扰，显示子宫及双附件比较清楚。子宫超声检查不需要空腹。

（三）心脏彩超

（1）女士夏天不要穿连衣裙。因为心脏彩超检查时探头需要在胸前扫查，患者需要穿着宽大、舒适且容易脱穿的衣服，如衬衣等。

（2）常规心脏彩超检查患者不必空腹，但同时进行其他需空腹检查除外，经食管超声需要空腹。

（3）心脏彩超检查过程中通常无明显不适，可能会因为探头加压而感觉到胸前有压迫感。

（4）常规心脏彩超检查需要 10 min 左右，疑难患者所需时间会更长，检查时需耐心等待，因医生需要足够的时间作出正确的诊断。

（四）血管彩超

基本无不适宜人群，检查时间较长，约 20～30 min，建议在就诊患者较少时做。

第三节　红外线热成像检查方法及注意事项

红外热像图检查是指通过检测人体发出的红外线辐射，并将这一红外线辐射量转换成温度而得出的温度分布图像的设备或方法。其温度分辨率达 0.05℃，图像空间分辨率超过 1.5 mrad，可敏感反映人体体表温度的改变及其分布特点。人体细胞、组织或器官处于正常、异常状态下，细胞代谢产生的热强度是不一样的，当身体某个部位患病时，通常就存在热代谢的变化：有的热代谢值升高，可能会产生增生、炎症、肿瘤等；有的热代谢值降低，可能会产生慢性疾病、血供不足、组织坏死等。如果体内病变引起了体表温度的改变，远红外热像图仪就可通过热像图反映出来。医用红外热成像系统通过人体细胞代谢热的分布形态及强度，实时判断病变组织的代谢状态，从而对疾病作出诊断和疾病早期风险评估，以及疾病干预效果监测，让疾病扼杀在摇篮中。

一、正常值

图像上由高温到低温的对应颜色依次为深红、红、浅红、黄、绿、浅蓝、深蓝和黑色。分为冷区和热区。

二、临床意义

异常结果：表现为片状均匀红色，多以 L_{4-5} 及 $L_5 \sim S_1$ 部位较突出，热区范围扩大，有时在红色热区内可出现深红色热区，且多偏向患侧。

三、临床应用

（1）可确认软组织、颈肩腰痛的部位、性质、程度。

（2）可确认急、慢性炎症的部位、范围、程度。

（3）监测肢体动静脉血管状态、血供情况。

（4）肿瘤的预警提示，全程监视，疗效评估。

（5）复杂疑难疼痛原因分析。

（6）亚健康状态的测定和评估。

四、优　点

无创无痛、无辐射、经济实惠、安全可靠。

五、适用范围

适合可以站立的所有人群，包括孕妇、儿童、老年人等重点呵护人群。
对人体无任何损害或不良反应，不过，对过于肥胖者效果不显著。

六、注意事项

（1）空腹或餐后 2 h，检查前避免进食辛辣食物。

（2）检查前 4 h 不宜做剧烈运动。

（3）检前 1 h 不宜接触热水或冷水，不能洗手。

（4）要在心电图、超声、TCD、肝纤维化检查、脊柱检测、胶囊胃镜、[13]C、
[14]C 前做此检查。

（5）如有拔罐、按摩、刮痧，3 d 后再检查。

（6）检查部位要充分暴露，女性要把长发盘起，露出颈部、额头。

（7）女性要避免经期检查。

第四节　静脉采血的健康教育

一、静脉采血的目的

（1）健康人群在进行体检时，可以通过静脉采血化验的方式，比对受检者
与正常人标准值的差异，对受检者的健康状况进行评估。

（2）静脉采血化验的结果可以帮助医生查明受检者的病因，以便临床诊断疾病时有明确依据。

（3）患者在治疗期间，可通过监测其静脉采血值，监测疾病治疗转归，明确患者的病情变化状况。

（4）临床医生可以根据静脉采血受检者的静脉血液检测值的变化情况，及时调整患者的治疗方案。

二、特殊检查项目

采血时间有特殊要求的检测项目包括（不限于）如下。

（1）血培养：寒战或发热初起时，抗生素应用之前采集最佳。

（2）促肾上腺皮质激素及皮质醇：生理分泌有昼夜节律性，常规采血时间点为 8：00、16：00 和 24：00。

（3）女性性激素：生理周期的不同阶段有显著差异，采血日期需遵循医嘱，采血前与患者核对生理周期。

（4）药物浓度监测：具体采血时间需遵循医嘱，采血前与患者核对末次给药时间；

（5）口服葡萄糖耐量试验：试验前 3 d 正常饮食，试验日先空腹采血，随后将 75 g 无水葡萄糖溶于 300 mL 温水中，在 5 min 内喝完。在第一口服糖时计时，并于 2 h 后采血，其他时间点采血需遵循医嘱。

（6）血液疟原虫检查：最佳采血时间为寒战发作时。

三、静脉采血前饮食要求

静脉采血前要求至少禁食 8 h，以 12～14 h 为宜。宜安排在上午 7：00—9：00 采血。空腹期间可少量饮水，尽量减少此情况。

需要空腹采血的检测项目包括（不限于）如下几项。

（1）糖代谢：空腹血糖、空腹胰岛素、空腹 C 肽等。

（2）血脂：总胆固醇、甘油三酯、高密度脂蛋白胆固醇、低密度脂蛋白胆固醇、载脂蛋白 A1、载脂蛋白 B、脂蛋白 a、载脂蛋白 E、游离脂肪酸等。

（3）血液流变学（血黏度）。

（4）骨代谢标志物：骨钙素、Ⅰ型胶原羧基端肽 β 特殊序列、骨碱性硫酸酶等。

（5）血小板聚集率（比浊法）。

四、静脉采血患者的注意事项

（一）静脉采血前不宜饮酒

饮酒会发生短期和长期效应，短期效应一般在酒后 2～4 h 产生，和乙醇代谢有关，诸如血糖水平下降、乳糖水平上升；长期饮酒，则会导致人体血清中的肝酶，如 GGT 等活性增强。

（二）静脉采血时应避免抽烟

吸烟除会导致人体醛固酮、肾上腺素和皮质醇等物质水平升高，可引发血红蛋白浓度上升，细胞与红细胞增多，细胞平均容积增大，高密度脂蛋白胆固醇水平下降，影响受检者的血液观察指标变化，影响其采血化验结果。因此，在进行静脉采血前，还要禁止体检者抽烟。

（三）采血当天不宜穿袖口过紧的衣服

由于穿袖口过紧的衣服，会导致静脉采血者皮下淤血或血肿，因此，需要采取静脉采血的体检者，在采血当天不宜穿袖口过紧的衣服。

（四）抽血后按压

进行静脉采血的体检者，在抽血后需要按压棉签，时间不宜少于 3 min。不要揉搓，以免皮下血肿或淤血。若静脉采血者存在出血倾向，可延长按压时间，若出现部分片状青紫，无须做过多处理，一般在 24 h 之后可进行热敷，促进淤血吸收。通常情况下，小片青紫可在 1 周左右逐渐被吸收。

五、其他注意事项

（一）静脉采血时要保持情绪稳定

精神紧张会造成人体内儿茶酚胺、醛固酮、血管紧张素、纤维蛋白原、皮质醇和胰岛素等水平上升，会影响体检者的血液检查指标结果。因此，静脉采血者在采血化验当天还要避免情绪紧张、激动，确保自身处于情绪稳定、放松的状态。比如，在进行静脉采血前，可以静息 15 min 以上。

（二）静脉采血者要避免剧烈运动

运动会造成人体血液成分变化、新陈代谢加快，促使血液检测者的部分检验结果发生变化。而且运动会使人体在出汗和呼吸的过程中，改变其体内液体容量。再加上剧烈的运动会导致人体处于应激状态，促使机体血红蛋白、白细胞、糖皮质激素和肾上腺素等水平出现变化。因此，静脉采血者还要避免在采血前进行剧烈运动。

（三）静脉采血前尽量避免使用药物

药物也会对静脉采血检测结果造成影响，如药物会引发人体肝肾功能指标异常，会抑制人体骨髓造血功能，导致机体血、红细胞损伤，发生溶血现象；此外，糖皮质激素和抗肿瘤药物的使用，会影响人体免疫系统，导致患者肾上腺和甲状腺激素分泌异常，血糖水平上升。同时，药物及其代谢产物，也会影响静脉采血人员的检测结果，导致其血液化验结果出现误差。因此，需要进行静脉采血的受检者，还要谨遵医嘱，在停药后或用药前进行静脉采血。

第五节　康复科尿常规及尿培养标本留取方法及注意事项

一、尿常规标本选取

晨尿是早晨起床后的第一次尿液标本，因为夜间肾脏排出到尿液中的成分在膀胱里停留了 6～8 h，更容易提高阳性结果的检出率，最适合用于细菌及硝酸盐、尿蛋白、管型等有形成分的检出。但是因为晨尿在膀胱内停留时间过长，细胞形态容易发生变化，因此有专家推荐使用第二次晨尿，即晨尿排出后 2～4 h 后的尿液标本，更有利于尿细胞形态的显微镜观察。

二、尿常规标本留取注意事项

（1）留尿前不要喝太多水，以免稀释尿液。

（2）留取新鲜的中段尿，可从排尿开始数 3 s，然后立即接尿，留取约 10～15 mL，作为送检标本，倒入一次性尿管内。

（3）标本留取前最好清洁尿道口及外阴，标本留取过程中应避免经血、白带、精液、粪便等混入污染。女性患者应避免在月经期留取尿液标本，需要等月经干净 3 d 后再进行检查。男性患者要避免前列腺液或精液混入。

（4）尿液标本应及时送检，标本送达适宜时间为 30 min 以内，最长不要超过 2 h。控制送检时间的目的是因为尿中化学物质和有形成分不稳定，放置时间太长会影响结果的准确性。

三、尿细菌培养标本

（一）留取方法

尿培养标本须无菌采集，主要用于病原微生物学培养、鉴定和体外药物敏感试验。最好留取晨尿，用无菌尿杯留取早上第一次清洁中段尿。留取前一晚，用温水清洗外阴。留尿当天，用肥皂水或消毒液（如碘伏）消毒外阴、尿道口，然后排尿，将中段尿直接尿到无菌容器中。怀疑为尿道炎时，可将最初 3～4 mL 尿收集于无菌尿杯内，与中段尿一同送检。

（二）注意事项

（1）在应用抗菌药物之前或停用抗菌药物 3 d 之后留取尿标本。

（2）留取尿液时严格无菌操作，充分清洗外阴、尿道口，再留取中段尿液，尿里不要混入消毒液，以免产生抑菌作用而影响检验结果。

（3）使用实验室提供的密封的无菌容器，尿液必须直接尿入容器内，不能接触其他任何容器，不能从尿布或便池内采集尿液标本。

（4）可使用随机尿，应确保尿液在膀胱内已停留至少 4 h，否则阳性率低。

（5）尿标本必须在 1 h 内做细菌培养，放置过久易造成污染或细菌繁殖造成假阳性。

四、影响尿液标本的因素

（一）饮水及运动

正常新排出的尿液中呈淡黄色，喝水少，大量出汗和剧烈运动后，尿量减少，尿色变深呈深黄色或浓茶色；大量饮水，尿量增多时尿色变淡或无色。运动可以导致部分患者出现生理性血尿或蛋白尿，剧烈运动会导致横纹肌溶解出现血红蛋白尿。

（二）药　物

有些药物如利福平、维生素 B、磺胺、亚甲蓝等可使尿液着色，任何颜色异常的尿液均可影响试纸颜色的反应，造成结果假阳性。大剂量青霉素和高浓度维生素 C 会导致尿葡萄糖、隐血、蛋白等项目假阴性。

（三）样本留取不合格

尿液标本必须新鲜，当样本放置时间太长时可能导致细菌生长，分解尿素导致尿 pH 升高，造成红细胞等有形成分破坏，葡萄糖被降解，细菌菌体蛋白与病理性蛋白尿相互干扰造成尿蛋白假阳性；尿液中混入较多阴道分泌物或精子时，可能会造成尿蛋白假阳性。

第六节　痰液标本留取健康教育

一、常规痰标本

（1）目的：用于检查痰液的一般性状，做涂片经特殊染色检查细菌、虫卵和癌细胞，以协助诊断。

（2）用物：痰盒。

二、痰培养标本

（1）目的：用于检查痰液中的致病菌。

（2）用物：无菌容器，漱口溶液。

三、24 h 痰标本

（1）目的：用于检查 24 h 痰液的量和性状，以协助诊断。

（2）用物：痰杯或清洁广口集痰器，容量为 500 mL。

四、留取方法及注意事项

（1）清晨起床未进食前，先用清水漱口去除口腔常居菌，然后深吸气后从气管深部咳出痰液，吐入无菌培养盒内，以防污染。

（2）留取痰标本时，勿用口水代替痰液，否则无法检查。

（3）标本留取后，及时送至本科室标本柜，一般不超过 2 h，然后由专人送至检验科。

（4）需连续 3 d 留取痰标本者，勿一次留取，以免影响结果。

（5）排痰不畅者，可给予叩背帮助排痰。必要时遵医嘱给予雾化治疗后排痰。

（6）如清晨无痰，暂不留取，待有痰时再留取送检。

（7）留取 24 h 痰标本时，集痰器中加少量清水；嘱患者早晨起来，在未进食前，漱口后，从 7：00 开始，至次日晨 01：00 止，将全部痰液留于容器中。

（8）有人工气道或抢救、昏迷患者的痰标本由护士专业留取。

第七节　胃肠镜检查术前准备和注意事项

一、肠镜检查术前准备

（1）检查前 3 d 进食容易消化饮食，如软饭、稀饭、面条、豆腐、鸡蛋、牛奶、豆浆等，禁食含粗纤维类食物。

（2）上午检查的患者在检查当日早上禁食，下午检查患者当天早上可以喝牛奶豆浆，中午禁食，无痛检查前 2 h 禁水。

（3）按要求口服清洁剂清洗肠道，一般会在服药 2 h 内排干净，最后排出的大便为清水者或黄水不带粪渣方可检查。

二、胃镜检查术前准备

检查前一天 20：00 后禁食，检查当天早上禁食禁水，禁服药物（降压药可舌下含服）。

三、胃肠镜注意事项

（1）检查当天按预约序号在门口排队等候。

（2）女性患者行结肠镜检查应避开月经期及妊娠期。

四、无痛胃、肠镜检查注意事项

（1）愿进行无痛胃镜检查者，最好提前预约，以便合理安排。

（2）对有心脏疾病者，可能需进行心电图检查，必要时进行心内科治疗。

（3）对合并呼吸系统疾病者，可能要做呼吸系统检查，必要时进行呼吸内科治疗。

（4）镇痛前禁食 8 h、禁饮 4 h 以上；检查前排空膀胱，去掉活动假牙、首饰等。

（5）为了患者的安全，须有亲属陪伴，在镇痛知情同意书术前签字。

（6）无痛检查要求至少一名家属陪同，检查完后至少半小时才能离开医院，检查当天禁止开车及高空作业。

五、无痛胃、肠镜镇痛的禁忌证

（1）患严重的心、肺、脑等重要脏器疾病；身体状况差，不能耐受镇痛的患者。

（2）对所用麻醉镇痛药过敏者。

（3）有胃潴留、幽门梗阻和上消化道大出血者。

（4）有显著性呼吸系统疾患的病态肥胖者。

（5）最近患上呼吸道感染，有明显的发热、喘息、鼻塞和咳嗽等症状的患者。

（6）不愿接受胃肠内镜镇痛者。

六、肠镜检查术后注意事项

（1）检查完后，可能会出现不适感，如腹胀、肛门不适、腹鸣等，为避免影响身体健康，患者要及时到洗手间进行必要的排气、排便操作。

（2）刚检查完后，不能马上进食，至少要等待 2 h，后可食用面片汤、粥、鸡蛋羹等易于消化的食物，任何带有刺激性、生冷、硬、油腻的食物都禁止食用，更不能饮酒，避免刺激到肠胃而引起不必要的后遗症。

（3）检查后当日不允许开车、高空作业，避免出现各种不适而直接影响到身体健康。

（4）检查过后一旦出现任何的不适都需要及时告知医生，诸如腹痛、腹胀、腹泻、发热、呕血、黑便等，便于在医生的协助下尽快恢复健康。

第八节　血培养标本采集

一、消毒方法

（1）穿刺皮肤消毒：75% 酒精 30 s → 1%～2% 碘酊 30 s → 75% 酒精待干。

（2）血培养瓶口：75% 酒精擦拭瓶塞 60 s 待干。

二、采血部位

应从身体不同部位采血（双侧双瓶），以排除皮肤菌丛污染的可能；要避免从动静脉导管内取血。

三、采血时机

最好在抗菌治疗前，以正在发冷发热时或发冷发热前半小时为宜。

四、标本量

成人抽取 5～10 mL/ 瓶；婴幼儿或儿童抽取 1～5 mL/ 瓶。

五、血培养瓶采血顺序

用蝶形针采血时通常先抽需氧瓶，再抽厌氧瓶；空针采血则相反；如果量不足，只能送检一瓶，优先保证需氧瓶。

六、血培养的数量

一套 / 一份血培养标本：一次静脉穿刺获得的血液被分配到相应的几个血培养瓶，这几个血培养瓶统称为一套血培养。解释为一份血培养标本。

目前的指南推荐采集 2～3 套血培养，不建议操作单套的血培养。

在采取血培养后的 2～5 d 内，不需要再重复采取血培养，因为采取治疗后的 2～5 d 血液中的感染细菌不会马上消失。

七、标本转运

血培养瓶应立即被送往实验室，任何延误送入自动连续监测血培养仪的行为，都将会延误或阻止检测细菌的生长。

如不能立即送检，应该置于室温下，不得被冷藏、冷冻或置于 35℃温箱，且不超过数小时。装载到培养箱前应进行特殊标记，以便随后的结果分析。

参考文献

[1] 芦鸿雁，俞翠玲．康复护理常规与技术规范 [M]．宁夏：阳光出版社，2019．

[2] 刘祚燕，吴琳娜．老年康复护理实践 [M]．成都：四川大学出版社，2017．

[3] 张群，魏小庆，于红．社区护理学 [M]．成都：四川大学出版社，2015．

[4] 陈绍虎，朱玉峰．健康管理与康复 [M]．北京：中国轻工业出版社，2020．

[5] 吕选民，陈继强，常钰曼．实用传统康复治疗技术 [M]．西安：世界图书出版西安有限公司，2018．

[6] 胡大一，励建安，王乐民．规范化心脏康复中心建设与认证 [M]．杭州：浙江大学出版社，2018．

[7] 马振敏．医教结合教育康复模式实践研究 [M]．上海：上海社会科学院出版社，2018．

[8] 陈利国，马民．中医养生康复学 [M]．广州：暨南大学出版社，2013．

[9] 关骅．临床康复学 [M]．北京：华夏出版社，2005．

[10] 孙桂菊，李群．护理营养学 [M]．南京：南京东南大学出版社，2020．

[11] 徐燕青，董丽娟，李丽萍．综合康复护理策略结合心理健康教育在腰椎间盘突出症患者中的应用 [J]．齐鲁护理杂志，2023，29（24）：47-49．

[12] 陈秀编，潘文霞，区作明．中医康复护理模式在骨科术后恢复期的应用 [J]．中国城乡企业卫生，2023，38（1）：202-203．

[13] 于丹．脑梗死患者康复护理和基础护理实施效果 [J]．中国医药指南，2020，18（31）：211-212．

[14] 曲秀芬，胡超英，祝凤芽．在职护士院内康复护理专科培训模式的构建 [J]．当代护士（下旬刊），2020，27（4）：180-182．

[15] 王霞，孟玲，李秀云．康复护理专科护士培训实践 [J]．护理学杂志，2018，33（20）：65-66．

[16] 徐妙娣，袁菊明．中医护理及康复指导在治疗糖尿病中的应用效果观察 [J]. 辽宁中医杂志，2015，42（6）：1335-1336.

[17] 何建华，夏翠云．康复护理学教学实践与思考 [J]. 中国科技信息，2007（15）：211-212.

[18] 郑彩娥，林伟，叶洪青．我国康复护理的现状与发展思路 [J]. 中国康复医学杂志，2006（3）：266-269.

[19] 黄雪卡，苏美玲．急性脑血管病患者的康复护理 [J]. 现代护理，2001（0）：69-70.

[20] 蒋红．康复护理概述 [J]. 上海护理，2017，17（01）：91-94.

[21] 李星丹．脑卒中患者连续康复护理模式的构建 [D]. 郑州：郑州大学，2014.

[22] 王洪梅．康复专科护士核心能力评价指标体系的构建 [D]. 青岛：青岛大学，2019.

[23] 姚美玲．综合康复护理对腰椎间盘突出症手术患者康复的影响 [D]. 延吉：延边大学，2016.

[24] 黄辉．三级甲等医院护理人员叙事护理知识、态度、行为研究 [D]. 武汉：华中科技大学，2016.

[25] 罗红．护理信息能力量表的编制及实证研究 [D]. 长春：吉林大学，2016.

[26] 陈璐．针灸综合康复训练治疗中风后吞咽障碍的临床研究 [D]. 北京：北京中医药大学，2016.

[27] 赖晓琴．《黄帝内经》康复思想研究 [D]. 成都：成都中医药大学，2019.

[28] 陈阳．中医药康复服务能力评价指标体系研究 [D]. 武汉：湖北中医药大学，2022.

[29] 李雪静．综合康复疗法对脑梗死后踝关节功能障碍的影响 [D]. 哈尔滨：黑龙江中医药大学，2009.

[30] 董红．康复科医护人员对残疾人态度、工作成就感与人性化护理能力的关系研究 [D]. 锦州：锦州医科大学，2022.

附录1 中风（脑梗死恢复期）中医护理效果评价表

医院：　　　　　患者姓名：　　　　性别：　　　　年龄：

床号：　　　　　住院号：　　　　　文化程度：

入院日期：　　　　出院日期：　　　　　电话号码：

纳入中医临床路径：是□　　否□

证候诊断：风痰瘀阻证□　　　气虚血瘀证□　　　肝肾亏虚证□

痰热腑是证□　　　　其他：

一、护理效果评价

主要症状	主要辨证施护方法	中医护理技术	入院评分					护理效果评价
半身不遂□	1.体位护理 2.皮肤护理 3.安全保护：使用轮椅及助行器□ 4.功能锻炼：如良肢体位□，Bobath握手□，桥式运动□，关节被动运动□，起坐运动□） 5.肌力评估 6.其他护理措施	1.隔物灸□ 应用次数：次，应用时间：天 2.推拿治疗□ 应用次数：次，应用时间：天 3.手指点穴□ 应用次数：次，应用时间：天 4.中医定向透药□ 应用次数：次，应用时间：天 5.皮内针□ 应用次数：次，应用时间：天 6.针灸□ 应用次数：次，应用时间：天 7.中药封包治疗□ 应用次数：次，应用时间：天 8.拔火罐□ 应用次数：次，应用时间：天 9.其他：应用次数：次，应用时间：天						好□ 较好□ 一般□ 差□

主要症状	主要辨证施护方法	中医护理技术	入院评分					护理效果评价
舌强语謇□	1.功能锻炼次数/天（1）呼吸训练□（2）改善构音训练（舌唇运动训练□，发音训练□，减慢言语速度□）（3）克服鼻音化的训练□（4）克服费力音的训练□ 2.口腔清洁□ 3.情志护理□ 4.其他护理措施	1.针灸□ 应用次数：次，应用时间：天 2.皮内针□ 应用次数：次，应用时间：天 3.手指点穴□ 应用次数：次，应用时间：天 4.耳穴压豆□ 应用次数：次，应用时间：天 5.其他：应用次数：次，应用时间：天						好□ 较好□ 一般□ 差□
吞咽困难□	1.体位护理□ 2.功能锻炼□次数/天（1）基础训练□（2）吞咽训练□（3）进食训练□ 3.口腔清洁□ 4.情志护理□ 5.其他护理措施	1.针灸□ 应用次数：次，应用时间：天 2.皮内针□ 应用次数：次，应用时间：天 3.手指点穴□ 应用次数：次，应用时间：天 4.耳穴压豆□ 应用次数：次，应用时间：天 5.其他：应用次数：次，应用时间：天						好□ 较好□ 一般□ 差□
腹胀便秘□	1.饮食□ 2.腹部按摩□ 3.排便指导□ 4.其他护理措施：（1）观察使用促进排便药物后缓解（是□，否□）（2）情志护理□	1.推拿治疗□ 应用次数：次，应用时间：天 2.耳穴贴压□ 应用次数：次，应用时间：天 3.皮内针□ 应用次数：次，应用时间：天 4.针灸□ 应用次数：次，应用时间：天 5.中药灌肠□ 应用次数：次，应用时间：天 6.中医定向透药□ 应用次数：次，应用时间：天 7.隔物灸□ 应用次数：次，应用时间：天						好□ 较好□ 一般□ 差□

续表

主要症状	主要辨证施护方法	中医护理技术	入院评分					护理效果评价
二便失禁□	1. 观察二便的颜色、形状、量及气味等□ 2. 皮肤、会阴、肛周护理□ 3. 其他护理措施： （1）饮食护理□ （2）情志护理□	1. 推拿治疗□ 应用次数：次，应用时间：天 2. 耳穴贴压□ 应用次数：次，应用时间：天 3. 隔物灸□ 应用次数：次，应用时间：天 4. 其他：应用次数：次，应用时间：天						好□ 较好□ 一般□ 差□
评价	治疗前得分： 治疗后得分：	症状积分率（%）=	实用性评价 强□ 较强□ 一般□ 不实用□					

二、护理依从性及满意度评价

①非常满意：5分；②满意：4分；③尚满意：3分；④不满意：2分；⑤非常不满意：1分。

总分：20分。满意：13～20分；一般：5～12分；不满意：0～5分。

	评价项目	护理费用	护理效果	护理服务	相关指导	总分	
中医护理技术	耳穴埋豆						满意□ 一般□ 不满意□
	隔物灸						满意□ 一般□ 不满意□
	皮内针						满意□ 一般□ 不满意□
	中药灌肠						满意□ 一般□ 不满意□
	中药封包治疗						满意□ 一般□ 不满意□
	手指点穴						满意□ 一般□ 不满意□
	推拿						满意□ 一般□ 不满意□
	耳穴压豆						
	针灸治疗						满意□ 一般□ 不满意□

	评价项目	护理费用	护理效果	护理服务	相关指导	总分	
中医护理技术	物理治疗						满意□ 一般□ 不满意□
	中医定向透药						满意□ 一般□ 不满意□
	健康指导	满意□ 一般□ 不满意□					

三、改进意见：

完成时间：

主管护士签名：

护士长签名：

附录 2 项痹病（神经根型颈椎病）中医护理效果评价表

医院： 患者姓名： 性别：

年龄： 住院号： 文化程度：

入院日期： 出院日期： 电话号码：

纳入中医临床路径：是□ 否□

证候诊断：风寒痹阻证□ 血瘀气滞证□ 痰湿阻络证□

肝肾不足证□ 气血亏虚证□ 其他：

一、护理效果评价

主要症状	主要辨证施护方法	中医护理技术	入院评分					护理效果评价
颈肩疼痛□	疼痛评分：分 1.体位□ 2.按疼痛规律施护□ 3.牵引□次数/天 4.情志护理□ 5.其他护理措施	1.隔物灸□ 应用次数：次，应用时间：天 2. 中医定向透药□ 应用次数：次，应用时间：天 3. 火熨术□ 应用次数：次，应用时间：天 4. 中药封包治疗□ 应用次数：次，应用时间：天 5. 拔火罐□应用次数：次，应用时间：天 6.针灸□ 应用次数：次，应用时间：天 7. 推拿□ 应用次数：次，应用时间：天 8. 物理治疗□ 应用次数：次，应用时间：天 9. 其他：应用次数：次，应用时间：天						好□ 较好□ 一般□ 差□

续表

主要症状	主要辨证施护方法	中医护理技术	入院评分					护理效果评价
眩晕□	1 体位□ 2. 防跌倒□ 3. 佩戴颈托□ 4. 其他护理措施	1. 耳穴贴压□ 应用次数：次，应用时间：天 2. 中药封包治疗□ 应用次数：次，应用时间：天 3. 皮内针□ 应用次数：次，应用时间：天 4. 其他：应用次数：次，应用时间：天						好□ 较好□ 一般□ 差□
肢体麻木□	1. 牵引□次数/天 2. 叩击、按摩□ 3 其他护理措施	1. 手指点穴□ 应用次数：次，应用时间：天 2. 推拿□ 应用次数：次，应用时间：天 3 针灸□ 应用次数：次，应用时间：天 4. 刮痧□ 应用次数：次，应用时间：天 5. 物理治疗 应用次数：次，应用时间：天						好□ 较好□ 一般□ 差□
颈肩及上肢活动受限□	1. 体位□ 2. 生活起居□ 3. 其他护理措施	1. 中药封包治疗□ 应用次数：次，应用时间：天 2. 中医定向透药□ 应用次数：次，应用时间：天 3 推拿□应用次数：次，应用时间：天 4. 手指点穴 □应用次数：次，应用时间：天 5. 隔物灸 □应用次数：次，应用时间：天 6. 其他：应用次数：次，应用时间：天						好□ 较好□ 一般□ 差□
不寐□	1. 体位□ 2. 放松疗法□ 3. 牵引□ 4. 环境□ 5. 其他护理措施	1. 耳穴贴压□ 应用次数：次，应用时间：天 2. 中药浴足□ 应用次数：次，应用时间：天 3. 其他：应用次数：次，应用时间：天						好□ 较好□ 一般□ 差□

续表

主要症状	主要辨证施护方法	中医护理技术	入院评分				护理效果评价
其他□（请注明）							好□ 较好□ 一般□ 差□
效果评价	治疗前得分： 治疗后得分：	症状积分率（％）=	实用性评价 强□ 较强□ 一般□ 不实用□				

二、护理依从性及满意度评价

①非常满意：5 分；②满意：4 分；③尚满意：3 分；④不满意：2 分；⑤非常不满意：1 分。

总分：20 分。满意：13～20 分；一般：5～12 分；不满意：0～5 分。

评价项目		护理费用	护理效果	护理服务	相关指导	总分	
中医护理技术	耳穴埋豆						满意□ 一般□ 不满意□
	隔物灸						满意□ 一般□ 不满意□
	皮内针						满意□ 一般□ 不满意□
	火熨术						满意□ 一般□ 不满意□
	中药浴足						满意□ 一般□ 不满意□
	手指点穴						满意□ 一般□ 不满意□
	推拿						满意□ 一般□ 不满意□
中医护理技术	针灸治疗						满意□ 一般□ 不满意□
	物理治疗						满意□ 一般□ 不满意□
	中医定向透药						满意□ 一般□ 不满意□
健康指导		满意□ 一般□ 不满意□					

三、改进意见：

完成时间：

主管护士签名：

护士长签名：